岭南单验方

袁立霞 陈 薇 主编

吴 茜 金 玲 方广宏 梁颉盈 副主编

岭南中医药文化通俗读物系列

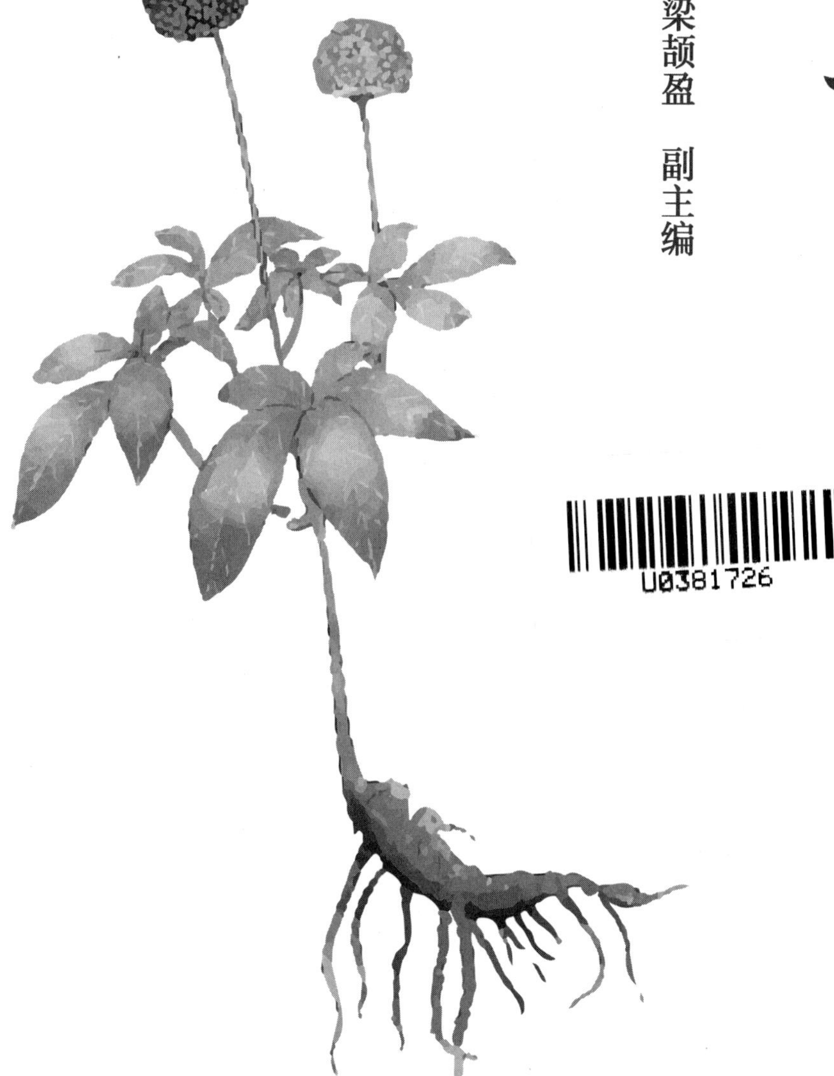

化学工业出版社
·北京·

内 容 简 介

《岭南单验方》是“岭南中医药文化通俗读物系列”的一个分册。

岭南单验方具有鲜明的岭南地区的地方特色，针对性较强。本书参考中西医对疾病的分类方法，将疾病分为呼吸系统疾病、消化系统疾病、心血管系统疾病、肝胆疾病、内分泌代谢系统疾病、泌尿系统疾病、神经系统疾病、妇科疾病、小儿科疾病、皮肤科疾病、五官科疾病十一类，并以病为纲，将每种疾病按照疾病概要、中医术语解释、岭南单验方、岭南药集锦等内容依次介绍，条分缕析，井然有序。

本书内容丰富，资料翔实，介绍的方剂取材方便，易学易用，实用性强，可作为中医药普及读物，适合基层医务人员及热爱养生、保健的普通大众阅读，也可供广大中医爱好者参考学习。

图书在版编目（CIP）数据

岭南单验方 / 袁立霞，陈薇主编. —北京：化学工业出版社，2022.11
（岭南中医药文化通俗读物系列）
ISBN 978-7-122-41954-5

Ⅰ. ①岭… Ⅱ. ①袁…②陈… Ⅲ. ①单方（中药）-汇编②验方-汇编 Ⅳ. ①R289.5

中国版本图书馆CIP数据核字（2022）第195905号

责任编辑：马泽林　杜进祥　　文字编辑：何金荣
责任校对：宋　玮　　装帧设计：溢思视觉设计 E-mail: isstudio@126.com / 李申

出版发行：化学工业出版社（北京市东城区青年湖南街13号　邮政编码100011）
印　　装：大厂聚鑫印刷有限责任公司
710mm×1000mm　1/16　印张10½　字数189千字　2023年6月北京第1版第1次印刷

购书咨询：010-64518888　　售后服务：010-64518899
网　　址：http://www.cip.com.cn
凡购买本书，如有缺损质量问题，本社销售中心负责调换。

定　　价：55.00元

本书编写人员

主　　编：袁立霞　陈　薇

副 主 编：吴　茜　金　玲　方广宏　梁颉盈

参编人员（按姓氏笔画排序）：

王笑丹　方广宏　卢其福　卢素宏　刘　姝

刘少勇　吴　茜　汪玉芳　张榆雪　陈　薇

林鸿鑫　金　玲　郑如文　郑荣波　项　磊

袁立霞　梁颉盈　梁露莹　彭红英

序言

岭南中医药文化是我国传统医学的重要组成部分，是祖国医学精粹与岭南地区医疗实践相结合的产物。其特点主要在于重视岭南炎热多湿、植物繁茂、瘴疠虫蛇侵袭等环境因素，着眼于岭南多发病和常见病的治疗，勇于吸收民间医学经验和外来医学新知，充分开发利用当地药材资源，形成了鲜明的地方特色。

“岭南出好药”。岭南药是祖国医药宝库中的一枝奇葩。它源于岭南特殊的地理环境的蕴育，得益于岭南人民的勤劳智慧。其应用历史悠久，疗效确切。不仅为保障岭南人民的健康做出了贡献，而且也丰富了祖国医药宝库的内容。在漫长的历史过程中，岭南药已深深融入了岭南人民的生活，成为岭南文化的重要组成部分。

岭南中成药是我国中成药业中有显著地方特色的一个分支，是岭南中医药学的重要组成部分，千百年来为岭南人民的繁衍昌盛作出了不可磨灭的贡献。岭南中成药生产历史悠久，名优品种众多。其用本地药材治本地病为最主要特色。常用的本地药材如广藿香、阳春砂仁、陈皮、南板蓝根，是岭南著名的中成药如保济丸、补脾益肠丸、蛇胆陈皮散、感冒清胶囊等的独特药物。

民间有云：“广东三件宝：烧鹅、荔枝、凉茶铺。”行走于广州的大街小巷，各色林立的凉茶铺成为一道道独特的风景线，那街道上徐徐萦绕的药香、古色古香的门面、锃光瓦亮的铜壶，折射出的是数百年的凉茶文化积淀。时至今日，凉茶已成为岭南文化的代表，与粤剧、粤菜、粤语等共同体现了岭南独具特色的地域文化。

在漫长的历史过程中，由岭南中草药组成的单验方已深深融入了岭南人民的生活，涉及治疗的各个方面。岭南单方验方具有药味不多、药源广泛、取材容易、使用简便、省时省钱的特点，不仅对常见病、多发病有效，对疑难杂症也有一定的治疗效果。单方验方，用之得当，确有奇效，不可小觑。

南方医科大学与广州医药集团共同编写了“岭南中医药文化通俗读物系列”。此丛书通俗易懂且实用性强。将有助于读者知岭南中医药历史、弘岭南中医药文化。

于本书出版之际，故乐为之序。

2022.7.30 于广州

前言

岭南位于我国南端，北枕五岭，南濒大海，包括广东、广西、海南、香港、澳门，属热带-亚热带气候。由于独特的地理和气候特点，岭南医学在人们生活中的应用十分广泛。岭南医学是我国传统医学的重要组成部分，是中医精粹与岭南地区医疗实践相结合的产物。其特点主要在于重视岭南炎热多湿、植物繁茂、瘴疠虫蛇侵袭等环境因素，着眼于岭南多发病和常见病的治疗，勇于吸收民间医学经验和外来医学新知，充分开发利用当地药材资源，形成了具有鲜明地方特色的医家风格和用药习惯，使岭南医学成为祖国医药宝库中的一朵奇葩。

在漫长的历史过程中，由岭南中草药组成的单验方已深深融入了岭南人民的生活，涉及防病治病的各个方面。它为祖国传统医药文化的传播和中医中药在岭南的应用发展奠定了坚实的基础，在人民群众中建立了积淀深厚、历史悠久的中医药文化，也形成了独具地方特色的岭南中医药文化，成为中华民族传统医药文化的重要组成部分。

本书得到广东省研究生示范课程建设项目的支持。首先介绍了方剂基本知识，随后参考中西医对疾病的分类方法，将疾病分为内科疾病、妇科疾病、小儿科疾病、皮肤科疾病、五官科疾病五个部分。以病为纲，将每种疾病按照疾病概要、中医术语解释、岭南单验方、岭南药集锦等依次排列，增加了本书的通俗性与实用性。

俗语道："单方一味，气煞名医。"单方用之得当，确能解病痛于仓促之间。但也不应该把这些单验方看成是万能的，对比较复杂、严重的疾病应及早送医院请医生诊治，以免耽误时间，造成不良后果。

由于编者水平有限，时间仓促，本书疏漏之处在所难免。希望大家提出宝贵意见，以便今后继续完善。

编者

2022.6

目录

第一章 方剂基本知识

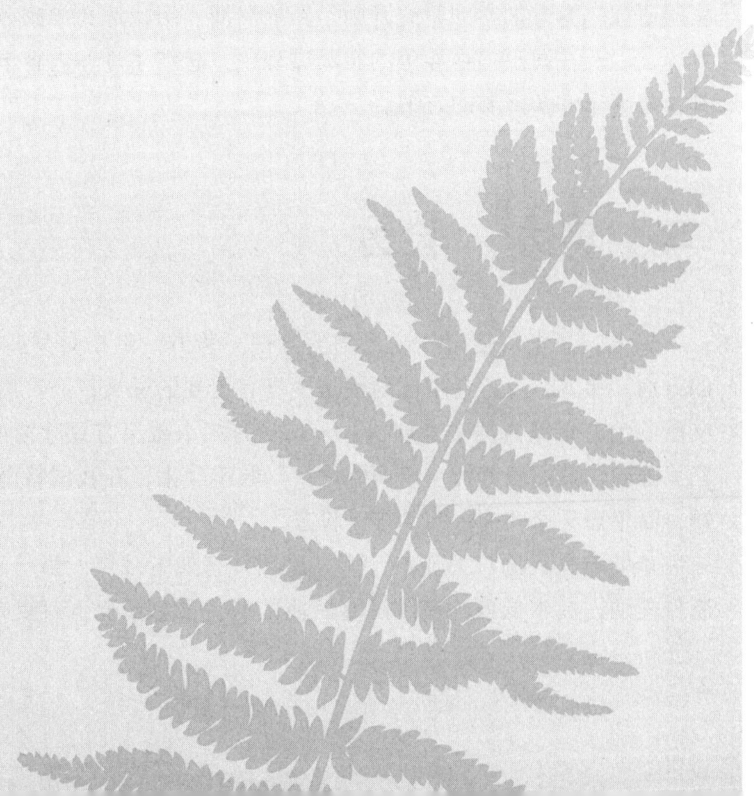

一、方剂

方剂是中医在辨证审因、决定治法的基础上，选择合适的药物，按照组方原则，酌定用量、用法，妥善配伍而成。考“方”之义，有方形的意思，如“圆者中规，方者中矩”（《周礼》），因为形状的关系，引申为用于书写的木板，如《正字通·方部》：“方、策，版也。大曰策，小曰方。”由于药方记录于此木板之上，故“方”有药方之义。又因为“圆者中规，方者中矩”，“方”又被引申为准则、法度，进而被引申为方法、办法、方术。“剂”，古作“齐”，本义是整齐，引申为调理、调配。如《韩非子·定法》所言之“而医者，齐药也”，表明医生的能事在于调配诸药。由于调配的药物、食物的分量有一定比例，故又引申为剂量，也被引申为药剂、制剂。因此方剂绝不是简单的药物拼凑和堆砌。

方剂历史悠久，早在原始社会时期，我们的祖先在寻找食物过程中已经发现了药物，最初只是用单味药治病，经过长期的经验积累，便逐渐形成了方剂。

根据史料证明，方剂始于商代，初步形成于战国时期，到了汉代，方剂发展趋于成熟，至唐代，其发展达到了高潮，直到明、清时代，方剂逐渐形成了一门具有较完整理论的学科。中华人民共和国成立之后，随着中医药学的发展，众多医家研制了不少新的有效方剂，并利用现代科学技术与方法对其进行了临床与实验研究，为方剂学的研究开创了新的局面。历代医药学家，在吸取群众和前人经验，以及在同疾病作斗争的实践过程中，总结了许多内容丰富、行之有效的方剂，写下了许多著名的方书。

二、单方、验方

单方，是指只使用一味药物的方剂。验方，是指对某些病症具有独特疗效的方剂。单方、验方在中医药治法中具有重要的意义，而且历史悠久。早期医药文献的治方以单方居多，如《五十二病方》中载单方豆叶治淋病方：“女子，取三岁陈藿，蒸而取其汁，口而饮之。”数千年来，在我国岭南地区流传着非常丰富、简单而又疗效神奇的单方、验方。

单验方在民间广为流传，究其原因，有如下几点：第一，单验方药材易得，制作简便，成本低廉，在经济落后地区或者紧急情况下有复方不能企及的优势。

第二，有些单验方出自经典著作，如《伤寒论》等，对后世临床具有示范作用，以致后世医家对单验方使用予以了相当的关注。第三，有些单方虽只有一味药物，不能通过配伍来调整功效和主治，但多数药物的功用都不是单一的，如茯苓既可以补益脾气，又可以渗湿利水，既可用于脾气虚弱患者，又可用于水湿内蕴患者，如果是脾气虚弱而导致的泄泻、水肿等，茯苓仍然可以使用，这等于是在茯苓的不同功效之间进行了配伍。这样理解的话，单方有时具有跟复方同样的内涵。第四，某些单验方的组方思路比较合理，用药比较准确恰当，临床疗效比较可靠，其既有理论作指导，又有临床实践依据，所以在临床中具有非凡的治疗作用。

岭南单方、验方久传不衰，单方、验方中既有劳动人民长期同疾病斗争的经验总结，又有历代医家治病救人的临证精华。

三、方剂的组成

方剂是在辨证立法的基础上选择合适的药物组合成方。药物的功能各有所长，也各有所偏，通过合理的配伍，增强或改变其原有的功能，调其偏性，制其毒性，消除或减缓其对人体的不利因素，使各具特性的药物发挥综合作用，所谓“药有个性之专长，方有合群之妙用”，即是此意。所以说，方剂是运用药物治病的进一步发展与提高。历代医家在长期医疗实践中积累了丰富的经验，总结出比较完整的组方理论，现将方剂的组方原则和组成变化分述如下。

1. 组方原则

历代医家借用治国的体例来形象地比喻、说明、阐述制方的体例，形成了方剂君、臣、佐、使的组方原则。

⑴ 君药　是针对主病或主证起主要治疗作用的药物。其药力居方中之首，用量较作为臣、佐药应用时要大。在一个方剂中，君药是首要的、不可缺少的药物。

⑵ 臣药　有两种意义：一是辅助君药加强治疗主病或主证的药物；二是针对兼病或兼证起治疗作用的药物。它的药力小于君药。

⑶ 佐药　有三种意义：一是佐助药，即协助君、臣药以加强治疗作用，或直接治疗次要的兼证；二是佐制药，即用以消除或减缓君、臣药的毒性与烈性；

三是反佐药，即根据病情需要，使用与君药性味相反而又能在治疗中起相佐作用的药物。佐药的药力小于臣药，一般用量较轻。

⑷ 使药　有两种意义：一是引经药，即能引方中诸药直达病所的药物；二是调和药，即具有调和诸药作用的药物。使药的药力较小，用量亦轻。

2. 组成变化

方剂的组成既有严格的原则性，又有极大的灵活性。临证组方时在遵循君、臣、佐、使的原则下，同时结合患者的病情、体质、年龄、性别、季节与气候，以及生活习惯等，组成精当的方剂。在选用成方时，亦须根据病人的具体情况，予以灵活化裁，加减运用。但药物加减、用量多寡、剂型更换都会使其功能发生不同变化，必须十分谨慎。

四、方剂的剂型

剂型是指所组之方依病情与药物的特点制成的一定的形态。早在《内经》中就有汤、丸、散、膏、酒、丹等剂型，历代医家又有很多发展，如明代《本草纲目》所载剂型有40余种，中华人民共和国成立后发展了片剂、颗粒剂、注射剂等许多新剂型，现将常用剂型简介如下。

⑴ 汤剂　是将药物饮片加水或酒浸泡后，再煎煮一定时间，去渣取汁，制成的液体剂型。主要供内服，如麻黄汤、大承气汤等。外用的多作洗浴、熏蒸及含漱。汤剂的特点是吸收快、能迅速发挥药效，特别是能根据病情的变化而随证加减，适用于病证较重或病情不稳定的患者。汤剂的不足之处是服用量大，某些药的有效成分不易煎出或易挥发散失，不适于大生产，亦不便于携带。

⑵ 散剂　是将药物粉碎，混合均匀，制成粉末状制剂。分为内服与外用两类。内服散剂一般是研成细粉，以温开水冲服，量小者亦可直接吞服，如七厘散。亦有制成粗末者，以水煎取汁服的，称为煮散，如银翘散。散剂的特点是制作简便、吸收较快、节省药材，便于服用与携带。外用散剂一般作为外敷，掺撒疮面或患病部位，如金黄散、生肌散。亦有作点眼、吹喉等，如八宝眼药、冰硼散等，使用时应研成极细粉末，以防刺激疮面。

⑶ 丸剂　是将药物研成细粉或药材提取物，加适宜的黏合剂制成球形的

固体剂型。丸剂与汤剂相比，吸收较慢，药效持久，节省药材，便于携带与服用。适用于慢性、虚弱性疾病，如六味地黄丸等。但也有些丸剂药性比较峻急，此多为含芳香类药物与毒剧药物，不宜作汤剂煎服，如安宫牛黄丸、舟车丸等。常用的丸剂有蜜丸、水丸、糊丸、浓缩丸等。

⑷ 酒剂　又称药酒。是将药物用白酒或黄酒浸泡，或加温隔水炖煮，去渣取液，供内服或外用。酒有活血通络、易于发散和助长药效的特性，故适用于祛风通络和在补益剂中使用，如风湿药酒、参茸药酒、五加皮酒等。外用酒剂尚可祛风活血止痛消肿。

⑸ 颗粒剂　是将药材提取物加适量赋形剂或部分药物细粉制成的干燥颗粒状或块状制剂，用时以开水冲服。颗粒剂具有作用迅速、味道可口、体积较小、服用方便等特点，常用的有感冒退热颗粒、复方羊角颗粒等。

⑹ 片剂　是将药物细粉或药材提取物与辅料混合压制而成的片状制剂。片剂用量准确，体积小。味很苦或具恶臭的药物压片后可再包糖衣，使之易于服用。如需在肠道吸收的药物，可包肠溶衣，使之在肠道中崩解。此外，尚有口含片、泡腾片等。

⑺ 糖浆剂　是将药物煎煮去渣取汁浓缩后，加入适量蔗糖溶解制成的浓蔗糖水溶液。糖浆剂具有味甜量小、服用方便、吸收较快等特点，尤其适于儿童服用，如止咳糖浆、桂皮糖浆等。

⑻ 口服液　是将药物用水或其他溶剂提取，经精制而成的内服液体制剂。该制剂集汤剂、糖浆剂、注射剂的制剂特色，具有剂量较少、吸收较快、服用方便、口感适宜等优点。近年来发展很快，尤其是保健与滋补性口服液日益增多，如杞菊地黄口服液等。

以上诸般剂型各有特点，临证应根据病情与方剂特点酌以选用。此外，尚有胶囊剂、灸剂、熨剂、灌肠剂、气雾剂等，临床中都在广泛应用，而且还在不断研制新剂型，以提高药效与便于临床使用。

五、方剂的应用禁忌

1. 配伍禁忌

在复方配伍中，有些药物应避免合用。《神农本草经》称这些药物之间的关系为“相恶”和“相反”。据《蜀本草》统计，《神农本草经》所载药物中，相恶的有六十种，而相反的则有十八种。历代关于配伍禁忌的认识和发展，在古籍中说法并不一致。金元时期概括为“十九畏”和“十八反”，并编成歌诀，现将歌诀内容列举于下。

⑴ 十九畏

硫黄原是火中精，朴硝一见便相争。

水银莫与砒霜见，狼毒最怕密陀僧。

巴豆性烈最为上，偏与牵牛不顺情。

丁香莫与郁金见，牙硝难合京三棱。

川乌草乌不顺犀，人参最怕五灵脂。

官桂善能调冷气，若逢石脂便相欺。

大凡修合看顺逆，炮爁炙煿莫相依。

解析：硫黄畏朴硝，水银畏砒霜，狼毒畏密陀僧，巴豆畏牵牛，丁香畏郁金，牙硝畏三棱，川乌、草乌畏犀角，人参畏五灵脂，官桂畏赤石脂。

⑵ 十八反

本草明言十八反，半蒌贝蔹及攻乌。

藻戟遂芫俱战草，诸参辛芍叛藜芦。

解析：乌头反半夏、瓜蒌、贝母、白蔹、白及；甘草反海藻、大戟、甘遂、芫花；藜芦反人参、沙参、丹参、玄参、细辛、芍药。

2. 妊娠用药禁忌

某些药物具有损害胎元以致堕胎的毒性反应，所以应该作为妊娠禁忌的药物。根据药物对于胎元损害程度的不同，一般可分为禁用与慎用两类。禁用的大多是毒性较强或药性猛烈的药物，如巴豆、牵牛、大戟、斑蝥、商陆、麝香、三棱、莪术、水蛭、虻虫等；慎用的包括通经去瘀、行气破滞以及辛热等药物，如桃仁、红花、大黄、枳实、附子、干姜、肉桂等。凡禁用的药物，绝对不能使用；慎用的药物，则可根据孕妇患病的情况酌情使用，但没有特殊必要时应尽量避免，以防发生事故。

3. 服药时的饮食禁忌

饮食禁忌简称食忌，也就是通常所说的忌口。在古代文献上有常山忌葱，地黄、何首乌忌葱、蒜、萝卜，薄荷忌鳖肉，茯苓忌醋，鳖甲忌苋菜，以及蜜反生葱等记载。这说明服用某些药时不可同吃某些食物。另外，由于疾病的关系，在服药期间，凡属生冷、黏腻、腥臭等不易消化及有特殊刺激性的食物，都应根据需要予以避免。高热患者还应忌油。

六、煎药法与服药法

煎药法与服药法亦是方剂运用的一个环节，煎法是否得当、服法是否适宜，对方剂的功效都有一定的影响。汤剂是临床常用的剂型，根据药物性质及病情的差异，应采取不同的煎煮方法。煎药用具一般以瓦罐、砂锅为好，搪瓷器具亦可，忌用铁器，因为有些药物与铁一起加热之后，会发生化学变化或降低溶解度。煎具的容量宜大些，以便于药物的翻动，并可避免外溢损耗药液。同时应加盖，以防水分蒸发过快，使药物的有效成分不能完全释放。

煎药用水以洁净的冷水为宜，如自来水、井水、蒸馏水均可。通常以漫过药面 3 ~ 5 厘米为宜。每剂药一般煎两次，第一煎水量可稍多一些，第二煎可略少一些，每次煎得量 100 ~ 150 毫升即可。如无特殊要求，将两次煎取的药液混匀，再分两次温服。

煎药火候前人有“武火”“文火”之分，急火煎之谓“武火”，慢火煎之谓“文火”。一般先用武火，沸腾后即用文火。同时，要根据药物性味及所需时间的要求酌定火候。解表与泻下方剂，煎煮时间宜短，其火宜急，水量宜少；补益之剂，煎煮时间宜长，其火宜慢，水量略多。如将药煎煮焦枯，则应弃之不用，以防发生不良反应。煎药前，先将药物浸泡 20 ~ 30 分钟之后再煎煮，其有效成分则易于煎出。对某些先煎、后下等有特殊要求煎法的药物，医生应在处方中加以注明。

⑴ 服药时间　补益药与泻下药，宜空腹服；安神药，宜临卧服；对胃肠有刺激的，亦应食后服。急性重病则不拘时服，慢性病应按时服。

⑵ 服用方法　服用汤剂，一般一日 1 剂，分 2 ~ 3 次温服。根据病情需要，有的一日只服 1 次，有的可以一日数服，有的又可煎汤代茶服，甚至一日连服 2 剂。治疗热证可以寒药冷服，治疗寒证可以热药热服，这样可以辅助药力。但若病情严重时，又应寒药热服、热药冷服，以防邪药格拒。对于服药呕吐者，宜加入少量姜汁，或先服姜汁，然后服药，亦可采取冷服、小量频服的方法。对于昏迷或口噤的病人、吞咽困难者，可用鼻饲法给药。使用峻烈药与毒性药时，宜从小量开始，逐渐加量，取效即止，慎勿过量，以免发生中毒和损伤正气。总之，应根据病情、病位、病性和药物的特点来决

定不同的服用方法。

⑶ 药后调护 服药后的调养与护理不仅直接影响着药效，而且关系到病体的康复。一般服解表药，应取微汗，不可大汗，然亦不能汗出不彻。服泻下剂后，应注意饮食，不宜食用生冷难消化的食物，以免影响脾胃的健运。水肿病患者宜少食盐，消渴病患者宜忌糖，下利者慎油腻，寒证者禁生冷等。

第二章 呼吸系统疾病

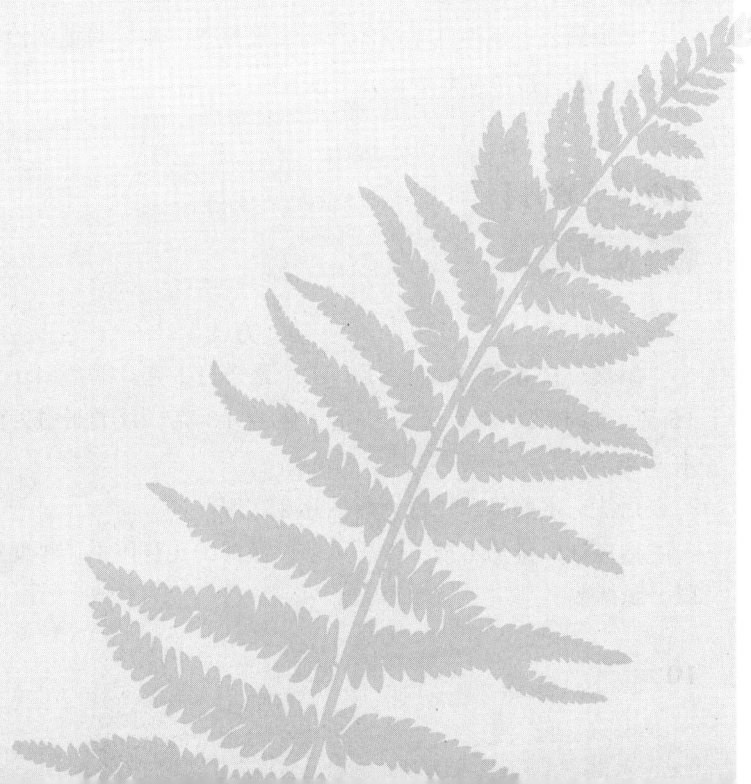

感冒

感冒，是由多种病毒引起的上呼吸道感染，俗称“伤风”，一年四季均可发生，为常见的急性感染性呼吸道疾病。中医将感冒分为风寒感冒、风热感冒、暑湿感冒和体虚感冒。有的人每年可能患几次感冒，轻则鼻子不通气、流鼻涕、头痛，重则怕冷、发热、全身困乏。一般病程 3 ~ 7 天不等，如果伴发下呼吸道感染，病程可延长至 10 ~ 14 天。由于发病率高，还可能并发其他疾病，感冒常被称为“万病之源”，必须引起足够的重视。

岭南地处热带亚热带，气候炎热，湿润多雨，人群体质以“阳热质”“湿热质”“气阴两虚质”居多。因此岭南外感热病表现出阳热郁结、气机不畅、多挟湿的临床特点；临床上以暑湿证候最为多见。暑湿感冒多发生于夏至以后，尤其是闷热潮湿的“桑拿天”，暑热蒸动湿气，湿热氤氲，留恋不解，容易侵犯人体，阻滞气机，造成身体失调，引发热伤风。

【中医术语解释】

清暑祛湿：选用具有芳香发散作用的中药如藿香、佩兰、荷叶等。既能达清热之效，又有消暑解渴之功。

辛温解表：用性味辛温的药物发散风寒，解除表证的治则。适用于风寒表证及风湿、风水兼有表邪者。

辛凉解表：用性味辛凉的药物发散风热，解除表证的治则。适用于风热表证或温病初起、痘疹初起等。

【岭南单验方】

1. 暑湿感冒

方 1

组成：**广藿香** 10 克（后下）、紫苏 12 克、香薷 10 克（后下）、山银花 15 克、厚朴 10 克、白芷 9 克、佩兰 10 克、淡竹叶 12 克、白术 12 克、苍术 9 克。

用法：水煎服，每日一剂，分 2 次服。

适应证：身热不扬，微恶风寒，微汗，头身困重，小便短少，胸脘痞满，苔腻，脉濡数。

方 2

组成：**布渣叶** 30 克。

用法：水煎服，每日一剂，分 2 次服。

适应证：头身困重，小便短少，饮食减少，舌苔白腻，脉濡数。

方 3

组成：火炭母 200 克，金沙藤、地胆草各 100 克，甘草 10 克。

用法：加水 2000 毫升，煎取汁 1000 毫升。成人每次量 25 毫升，代茶饮。

适应证：多发于夏季，伴有低热，头身困重，小便短少，口中黏腻，食欲不振，苔腻，脉濡数。

方 4

组成：广藿香、佩兰各 15 克，薄荷 10 克。

用法：煮汤以代饮料。

适应证：微恶风寒，微汗，头身困重，胸脘痞满，纳呆，苔白腻，脉濡数。

方 5

组成：葫芦茶 30 克、水翁花 30 克、大头陈 10 克、三叶鬼针草（金盏银盘）30 克。

用法：水煎服，每日一剂，分 2 次服。

适应证：午后热度明显增高，出汗后热度仍然不减，头昏脑胀，身重倦怠，心烦口干，胸闷欲呕。

2. 风寒感冒

方 1

组成：荆芥 15 克、防风 10 克、羌活 6 克、独活 10 克、柴胡 10 克、前胡 10 克、枳壳 10 克、茯苓 15 克、桔梗 10 克、甘草 10 克、薄荷 10 克（后下）。

用法：水煎服，每日一剂，分 2 次服。

适应证：畏寒明显，伴有无汗头痛，流清涕，咽喉不适，咳嗽痰稀，口不渴，或渴喜热饮。苔白，脉浮。

方 2

组成：紫苏 15 克、羌活 10 克。

用法：水煎服。每日一剂，分 2 次服。

适应证：畏寒微重，伴有头痛，饮食欠佳，口不渴，舌苔薄白，脉浮紧。

方 3

组成：苍耳子 8 克、葱白 10 克、荆芥 10 克。

用法：水煎服，每日一剂，分 3 次服。

适应证：鼻塞明显，伴有流清涕，咳嗽痰稀，口不渴，舌苔薄白，脉浮紧。

3. 风热感冒

方 1

组成：山银花 20 克、连翘 20 克、桔梗 10 克、淡竹叶 10 克、生甘草 10 克、荆芥穗 10 克、淡豆豉 15 克、牛蒡子 15 克、鲜芦根 10 克、薄荷 10 克（后下）。

用法：水煎服，每日一剂，分 2 次服。

适应证：发热较明显，咽喉红肿疼痛，汗出不畅，头痛，流黄浊涕，痰黄黏稠，口干而渴，舌红苔黄。

方 2

组成：**地胆头** 10 克。

用法：鲜品切碎晒干备用，水煎服，每日一剂，分 2 次服。

适应证：咽喉红肿疼痛，流黄浊涕，口干而渴，舌红苔黄。

方 3

组成：岗梅根 30 克、水翁花 15 克、倒扣草 15 克、鱼腥草 15 克、大青叶 15 克、野菊花 15 克、山银花 15 克、连翘 15 克。

用法：水煎服，每日一剂，分 2 次服。

适应证：发热重，恶寒轻，咽痛咳嗽，口渴头痛，痰黄黏稠，舌红苔黄。

方 4

组成：玄参 15 克、木蝴蝶（千层纸）6 克、桔梗 10 克、乌梅 6 克、甘草 6 克。

用法：水煎服，每日一剂，分 2 次服。

适应证：发热重，恶寒轻，口干而渴，舌红苔黄，尤见咽喉疼痛明显。

4. 体虚感冒

组成：五指毛桃 10 克、茯苓 15 克、炙甘草 10 克、前胡 9 克、苏叶 9 克、桔梗 10 克、葛根 10 克、半夏 10 克、枳壳 10 克、广陈皮 10 克、生姜 10 克、大枣 2 枚。

用法：水煎服，每日一剂，分 2 次服。

适应证：气候稍微变化就容易患上的感冒。多为恶寒发热，头痛，鼻塞，咳嗽痰白，气短无力，苔薄白，脉浮无力。

5. 流行性感冒

方 1

组成：三叶鬼针草（金盏银盘）50 克。

用法：取鲜品，水煎服，每日一剂，分 2 次服。

适应证：高热，乏力，头痛，咳嗽，全身肌肉酸痛。

方 2

组成：**黄皮**树叶 20 克、龙眼树叶 20 克、野菊花全草 20 克。

用法：水煎服，每日一剂，分 2 次服。连服 3 天。

适应证：急起高热，畏寒或寒战，头痛，身痛，乏力，食欲减退。

方 3

组成：鲜积雪草（崩大碗）60 克、地桃花 30 克、桑叶 30 克、金丝草 30 克。

用法：水煎服，每日一剂，分 2 次服。

适应证：高热、乏力、头痛、咳嗽、全身肌肉酸痛，而呼吸道症状较轻的感冒。

方 4

组成：鸭脚木皮 15 克、岗梅根 15 克、山芝麻根 9 克、山薄荷 9 克。

用法：水煎服，每日一剂，分 2 次服。

适应证：咽喉疼痛明显，伴有头痛、咳嗽、全身肌肉酸痛。

【岭南药集锦】

广藿香

【历史记载】藿香始见于《异物志》，云："交趾有之。"本草记载始见于《嘉祐本草》，谓："出日南诸国。"《图经本草》曰："岭南郡多有之。"《增订伪药条辨》称："产岭南为最道地，在羊城百里内之河南宝岗村及肇庆。"《药物出产辨》载："产广东，以番禺、河南宝岗、石牌为好。"

【来源】唇形科植物广藿香的干燥地上部分。

【形态特征】多年生芳香草本或半灌木，高 30 ~ 100 厘米，揉之有香气。茎直立，上部多分枝。老枝粗壮，近圆柱形；幼枝方形，密被灰黄色柔毛。单叶对生，圆形至宽卵形，长 5 ~ 10 厘米，宽 2.5 ~ 5 厘米，边缘有粗钝齿或有时分裂，两面均被毛，脉上尤多；叶柄长 1 ~ 6 厘米，有毛。轮伞花序密集成假穗状花序，密被短柔毛；花萼筒状，5 齿；花冠紫色，4 裂，前裂片向前伸；雄蕊 4；子房上位，花柱先端 2 浅裂。小坚果近球形，稍压扁。气香特异，味微苦。按产地不同，药材分石牌广藿香和海南广藿香。石牌广藿香：枝条较小，表面较皱缩，灰黄色或灰褐色，节间长3 ~ 7厘米，叶痕较大而凸出，中部以下被栓皮，纵皱较深，断面渐呈类圆形，髓部较小。叶片小而厚，暗绿褐色或灰棕色。海南广藿香：枝条较粗壮，表面较平坦，灰棕色至浅紫棕色，节间长 5 ~ 13 厘米，叶痕较小，凸出不明显，枝条近下部始有栓皮，纵皱较浅，断面呈钝方形。叶片较大而薄，浅棕褐色或浅棕黄色。

【主产地】原产于菲律宾、印度和马来西亚。我国广东、广西及海南有栽培。药材主产于广州、肇庆、高要、徐闻、吴川、雷州、廉江、电白以及琼海等地。

【性味功效】性微温，味辛。芳香化浊，开胃止呕，发表解暑。

【附注】含挥发油，油中主成分为广藿香醇。

布渣叶

【别名】破布叶、火布麻。

【来源】椴树科植物破布叶的干燥或新鲜叶。

【形态特征】灌木或小乔木，高 3 ~ 12 米，树皮灰黑色。叶具短柄，互生，纸质，卵形或卵状矩圆形，长 8 ~ 18 厘米，宽 4 ~ 8 厘米，先端渐尖，基部钝圆，边缘有小锯齿；托叶线状披针形，长约为叶柄之半。圆锥花序顶生或生于上部叶腋内，被星状柔毛；萼片 5，长约 5 毫米；花瓣 5，黄色，矩圆形，长为萼的 1/3 ~ 1/2；二者均被毛；雄蕊多数；子房上位。核果近球形或倒卵形，直径约 7 毫米，黑褐色。

【生境与分布】生于山谷、旷野、村边、路旁的灌丛或草丛中。分布于广东、广西及云南部分地区。

【性味功效】味微酸，性平。清热消滞，健胃利湿。

【附注】岭南民间常用草药。为“王老吉凉茶”主要组分之一。

地胆头

【别名】草鞋根、土公英、苦地胆、地胆草。

【来源】菊科植物地胆草的干燥或新鲜全草。

【形态特征】多年生草本，高 30 ~ 60 厘米。根状茎平卧或斜升；茎直立，粗壮，全株有毛。叶多数，基生，常伏地生长，矩圆状披针形，长 5 ~ 18 厘米，宽 2 ~ 4 厘米，两面有粗糙毛，边缘有浅齿；茎生叶少而小。头状花序，约有小花 4 个，总苞片 8；多个头状花序密集成复头状花序，全为两性花，花冠筒状，淡紫色，先端4裂；聚药雄蕊，子房下位。瘦果有棱，被毛；冠毛1层，污白色。花期：7 ~ 11 月，果期：11 月至次年 2 月。

【生境与分布】喜生于田埂、山坡、路边或村旁旷野草地上。我国南部各省均有分布。

【性味功效】性寒，味苦、辛。清热，凉血，解毒，利水。

【附注 1】岭南民间常用草药。为中成药“感冒颗粒”主要组分之一。

【附注 2】同属近缘种白花地胆草，也作地胆头。入药，性味功效同上。

黄皮

【历史记载】《岭南杂记》以“黄弹”之名收录。

【来源】芸香科植物黄皮。

【形态特征】小乔木，高 3 ~ 5 米，幼枝、叶轴、叶柄、花序轴、子房及果实均被细柔毛。单数羽状复叶，互生，小叶 5 ~ 13，卵形或椭圆状披针形，长 6 ~ 15 厘米，宽 3 ~ 8 厘米，两侧不对称。顶生聚伞状圆锥花序，花枝广展，多花；萼片 5，较小；花瓣 5，白色，芳香，长 4 ~ 5 毫米；雄蕊 10，雌为 8；子房上位。浆果球形或椭圆形，淡黄色至暗黄色。花期 4 ~ 5 月，果期 7 ~ 9 月。

【产地】广东全省各地均产。台湾、福建、广西、贵州、四川及云南部分地区有栽培。

【经济价值】我国南方主要果品之一，鲜果生食或盐渍制成干果，消食，解暑，行气。

【药用价值】根、叶为民间药，解表，健胃，止痛。

【附注】黄皮果有酸有甜，成熟时间早晚不一，有多个栽培品种。一般分为甜黄皮与酸黄皮两类。按果形又可分为 3 种：圆粒种——果多汁，味甜，质优，如“冰糖黄皮”；椭圆种——果较大，味酸甜；卵形种——果如鸡心，俗称“鸡心黄皮”，果形较小，早熟，味清甜。

咳嗽

说起“咳嗽”，大家一定不会陌生，如果天气转凉，听到咳嗽，有人就会问上一句：“感冒了吗？”确实，感冒是引起咳嗽的常见原因。不过，咳嗽不仅是感冒的表现，许多呼吸系统疾病，如急慢性支气管炎、肺炎、支气管扩张、肺结核、肺癌等疾病都能引起咳嗽。咳嗽是临床常见多发病，病因有内外之分。内因多为肝火、脾虚、痰湿所致，外因多为六淫外袭所致。内因所致者，多属内伤咳嗽，属慢性。外因所致者，多属外感咳嗽。无论何因，皆与肺有关。临床均以咳嗽为主症，兼表证者，多为外感；无表证者，多为内伤。痰多清稀色白为寒，痰多黏稠色黄为热。无论何种咳嗽，都可能互相转化，急性失治迁延可转化成慢性；慢性咳嗽复受诱因又可急性发作：一年持续咳嗽在 3 个月以上者，且反复发作，多为慢性咳嗽。

【中医术语解释】

润肺化痰：治疗燥痰的方法。由于外感温燥，或肺阴不足，虚火灼金，炼液为痰。症见咽喉干燥哽痛，呛咳痰稠难咳，舌红苔黄而干。临床可选用贝母、瓜蒌、沙参、麦冬、梨皮等药治疗。

清肺泻火：即泻肺，使用苦寒泻肺火的药物如黄芩、栀子等以治疗痰热咳嗽的方法。

【岭南单验方】

1. 风寒咳嗽

方 1

组成：荆芥 9 克、白前 9 克、桔梗 6 克、紫菀 9 克、百部 9 克、甘草 6 克。

用法：水煎服，每日一剂，分 2 次服。

适应证：咳嗽，痰稀薄白，咽痒，常伴鼻塞，流清涕，喷嚏频频，恶寒头痛，肢节酸痛，舌苔薄白，脉浮紧等。

方 2

组成：**化橘红** 10 克、生姜 15 克。

用法：先将化橘红、生姜二味用水煎煮，15 分钟取煎液 1 次，加水再煎，共取煎液 3 次，合并煎液，以小火煎熬浓缩。装瓶备用。每日服 3 次，每次 3 汤匙。

适应证：咳嗽，痰多清稀，常伴流清涕，恶寒头痛，周身酸痛，舌苔薄白，脉浮紧等。

方 3

组成：白前 10 克、桔梗 10 克。

用法：水煎服，每日一剂，分 2 次服。

适应证：咳嗽，痰稀薄白，咽痒而咳，舌苔薄白，脉浮紧等。

2. 风热咳嗽

方 1

组成：桑叶 15 克、菊花 20 克、杏仁 10 克、连翘 15 克、薄荷 10 克、桔梗 10 克、甘草 10 克、芦根 10 克。

用法：水煎服，每日一剂，分 2 次服。

适应证：咳嗽，咳声粗亢，痰稠色黄，咳痰不爽，伴有发热恶风，头痛汗出，咽干口渴，鼻流黄涕，舌红苔薄黄，脉浮数等。

方 2

组成：枇杷叶 10 克、霸王花 10 克、黄栀子根 30 克、车前草 30 克。

用法：水煎服，每日一剂，分 2 次服。

适应证：咳嗽伴有咽喉疼痛，咽喉不适，舌红苔薄黄，脉浮数。

方 3

组成：绿茶 1 克、罗汉果 20 克。

用法：罗汉果加水 300 毫升，煮沸 5 分钟后加入绿茶即可，分 3 ~ 5 次饮，每日一剂。

适应证：咳嗽，咽喉疼痛严重，口干口渴，舌红苔薄黄，脉浮数。

3. 燥热咳嗽

方 1

组成：桑叶 15 克、杏仁 10 克、沙参 6 克、川贝母 6 克、麦冬 6 克、栀子 5 克、梨皮 6 克。

用法：水煎服，每日一剂，分 2 次服。

适应证：干咳无痰，或痰黏稠难出，痰中带血丝，鼻燥咽干，身热口渴，舌尖红，苔薄黄而干，脉细数等。

方 2

组成：百合、枇杷、鲜藕各 30 克。

用法：将百合、枇杷和藕片合煮汁，代茶频饮。

适应证：干咳无痰，痰中带血，鼻燥咽干，舌尖红，苔薄黄而干，脉细数。

方 3

组成：**紫背天葵** 15 克。

用法：泡水，代茶饮。

适应证：干咳，可伴有两胁撑胀、痈疮，身热口渴，舌红，苔薄黄，脉细数。

4. 痰热咳嗽

方 1

组成：黄芩 15 克、栀子 6 克、桔梗 5 克、麦冬 10 克、桑白皮 6 克、贝母 6 克、知母 6 克、化橘红 10 克、瓜蒌仁 6 克、茯苓 15 克、甘草 10 克。

用法：水煎服，每日一剂，分 2 次服。

适应证：咳而气喘，痰多色黄黏稠，不易咳出，口鼻气热，口苦咽干，咽痛喉肿，胸痛胸闷，舌苔黄，脉弦数。

方 2

组成：千层纸 6 克、龙脷叶 15 克、枇杷叶 15 克、梨干 15 克、甘草 20 克、桔梗 10 克。

用法：水煎服，每日一剂，分 2 次服。

适应证：痰色黄黏稠，不易咳出，口苦咽干，胸胁疼痛，舌苔黄，脉弦数。

方 3

组成：**木棉花** 30 克。

用法：水煎服，每日一剂，分 2 次服。

适应证：痰色黄黏稠，口干咽干，胸胁疼痛，舌苔黄，脉弦数。

5. 痰湿咳嗽

方 1

组成：半夏 10 克、茯苓 15 克、广陈皮 10 克、甘草 6 克、生姜 5 片、大枣

5 枚。

用法：水煎服，每日一剂，分 2 次服。

适应证：咳嗽多痰，痰白而黏，痰出即咳止，伴有胸脘胀闷，神疲乏力，身重困倦，饮食减少，恶心呕吐，大便时溏，舌苔白腻，脉濡滑等。

方 2

组成：佛手、姜半夏各 10 克。

用法：水煎服，每日一剂，分 2 次服。

适应证：咳嗽多痰，痰白而黏，舌苔白腻，脉濡滑等。

方 3

组成：化橘红 15 克。

用法：水煎服，代茶饮。

适应证：咳嗽痰量较多，伴有胸脘胀闷，神疲乏力，舌苔薄白，脉滑等。

6. 阴虚咳嗽

方 1

组成：沙参 15 克、玉竹 10 克、甘草 10 克、桑叶 10 克、扁豆 10 克、天花粉 10 克、麦冬 10 克。

适应证：久咳不止，干咳少痰或痰中带血，伴有形体消瘦，口燥咽干，声音嘶哑，潮热盗汗，胸部隐痛，舌质红少苔，脉细数等。

方 2

组成：百合 30 克、款冬花 10 克。

用法：将上料同置砂锅中煎服。饮水食百合，宜晚饭后睡前食用。

适应证：干咳少痰伴有口燥咽干，舌质红少苔，脉细数等。

方 3

组成：百合 10 克、丝瓜花 10 克。

用法：将百合、丝瓜花放入瓷杯内，以沸水冲泡，盖上盖温浸 10 分钟，加热顿服，每日 3 次。

适应证：咳嗽，咳痰不爽，伴有咽干口渴，舌红少苔，脉细数等。

【岭南药集锦】

化橘红

【历史记载】始载于《本草纲目拾遗》。《药物出产辨》载："产广东化州，以赖家园为最。"

【来源】芸香科植物化州柚或柚的未成熟或近成熟的干燥外层果皮。

【形态特征】化州柚：常绿小乔木，小枝压扁状，密被毛，有微小针刺。单身复叶互生，卵状椭圆形或阔卵形，长 8 ~ 13 厘米，宽 3 ~ 6 厘米，边缘浅波状，背面主脉有毛；叶翼倒心形。花极香，花单生或成束腋生；花萼杯状，4 浅裂；花瓣白色；雄蕊 20 ~ 25；子房球形。柑果极大，球形、扁圆形或长圆形，直径 10 ~ 15 厘米，幼果密被绒毛，熟时渐脱落，表面柠檬黄色，油室大而明显；瓤囊 16 瓣，味极酸。花期 4 月，果期 10 ~ 11 月。

柚：幼果绒毛较少，熟时无毛。花期 4 月，果熟期为 9 ~ 11 月。

【主产地】广东化州、廉江、电白、雷州、信宜及广西、浙江、江西、福建、台湾、湖南、湖北、四川、贵州与云南。

【性味功效】性温，味辛、苦。散寒燥湿，理气消痰。

【附注 1】化州柚果皮习称"毛橘红"，呈对折的七角或展开的五角星状，单片呈柳叶形。完整者展开后，直径 15 ~ 28 厘米，厚 0.2 ~ 0.5 厘米。外表面黄绿色至黄棕色，有皱纹及小油室；内表面黄白色或淡黄棕色，有脉络纹。质脆，易折断，断面不整齐。气芳香，味苦，微辛。

柚果皮习称"光七爪""光五爪"，外表面黄绿色至黄棕色，无毛。

【附注 2】化州柚自然脱落的干燥幼果亦入药，称"橘红珠"或"橘红胎"。直径 3 ~ 4 厘米，外表面黄绿色或灰绿色，被柔毛。气微香，味苦、涩。性味功效同化橘红。

霸王花

【历史记载】原产于热带美洲，广东引种栽培历史悠久。

【植物基源】仙人掌科植物量天尺。以全株入药。四季可采。鲜用或切片晒干。

【形态特征】多年生肉质攀缘草本，能以茎部气生根攀缘于他物。茎三棱形，深绿色，高 6 ~ 7 米；棱宽 1 ~ 2.5 厘米，边缘波状，波谷处具一窠孔，孔内具 1 ~ 3 根长 3 ~ 4 厘米的小刺。叶退化。花大，晚间开放，花被片多数，长25 ~ 30厘米；花萼黄绿色或淡紫色，基部具长3 ~ 8 厘米的鳞片；花瓣白色，下部与萼管合生，上部宽阔；雄蕊多数，着生于花被管内面中部至下部。浆果长圆形，长约 10 厘米，成熟时紫红色，肉质；果肉白色，可食。花期 4 ~ 7 月，果期 9 ~ 10 月。

【主产地】广东及海南常见栽培，以肇庆的产量最大，且质量优。

【经济价值与药用价值】为热带景观性观赏植物，其花性凉，味甘、淡；清热，润肺，止咳，为煲汤佳品。亦为肇庆鼎湖山名优特产之一。

【附注】气生根特别发达，攀爬能力强；茎高可达 6 ~ 7 米，故称“量天尺”，又名“剑花”。

紫背天葵

【植物基源】秋海棠科植物紫背天葵。

【形态特征】多年生矮小草本，具球状块茎。地上茎几无或有时长达 1.5 厘米，通常仅具 1 叶，自顶端抽出花茎。叶圆心形至卵状心形，长 3 ~ 15 厘米，宽 2 ~ 12 厘米，基部心形，上面被疏或密的小粗毛，下面常带紫色，沿叶脉被粗毛，边缘有不规则的重锯齿和缘毛；叶柄短于或长于叶片，被粗毛或有时近于无毛；托叶小，长 2 ~ 3 毫米，卵状披针形，边缘流苏状撕裂。花茎纤细，长 3 ~ 25 厘米，红色，无毛，顶生 2 ~ 3 歧状的聚伞花序；花单性，淡红色，微香；雄花：花被片 4，雄蕊多数；雌花：花被片 3，两片较大，半圆形，另 1 片较小，长圆形；子房下位，3 室。蒴果三角形，无毛，有 3 枚不等大的翅。花期 5 ~ 8 月。

【主产地】广东及海南山区各地均产。云南、贵州、广西、湖南、福建等地有分布。

【经济价值】叶焙干，泡水呈紫红色，味微酸，加糖饮之，可解暑清热，消食健胃。

【药用价值】晒干可作饮料，亦供药用，清热解毒，润燥止咳，消炎止痛。

【附注】为肇庆鼎湖山特产之一。多生于山谷中的阴湿石壁上。

木棉

【栽培简史】原产于我国南部以及亚洲其他热带地区至澳大利亚。热带地区普遍栽培。广东各地均有种植。

【植物基源】木棉科木棉属植物木棉，以花、树皮和根入药。春季采花，晒干或阴干；夏、秋季采根，洗净切片晒干。

【形态特征】落叶大乔木，高 10 ~ 25 米，幼树树干和老树的枝条上有圆锥状皮刺；分枝平展，近于轮生。掌状复叶有小叶 5 ~ 7，花大，直径 10 ~ 12 厘米，春季先叶开放，通常红色，少数为橙红色，花瓣肉质，两面被星状毛；雄蕊多数，集成5束。蒴果长圆形，木质，内有丝状棉毛。种子球形，光滑，夏季成熟。

【经济价值】春季先花后叶，花朵灿烂夺目，属热带特有木本花卉，为优良的园林风景树和行道树。其木材松软，可做建筑、航空和造纸材料；果实中有鹅毛状纤维，耐压，不易浸水，浮力大，可用于救生器材，还可做枕芯、保暖材料及其他填充材料。

【药用价值】木棉花系广东“五花凉茶”的重要组分之一，清热祛湿、助消化；根亦可入药，有收敛、清热利水、散瘀止痛作用。

【附注】木棉是广州的市花，又称英雄树、红棉、攀枝花等。

肺结核

“面色苍白、身体消瘦、一阵阵撕心裂肺的咳嗽……”在19世纪的小说和戏剧中总不乏这样的描写，而造成这些人如此状况的就是当时被称为“白色瘟疫”的肺结核，即“痨病”。当时，不知有多少人被这种无情的疾病夺去了亲人或朋友。大多数人虽然对这种疾病的名称耳熟能详，但对结核病防治的核心知识却不甚了解。世界卫生组织警告：近年来肺结核在全球有卷土重来之势，易感人群的数量也在增加。现在每年造成全球大约150万人死亡。根据世界卫生组织报告，结核病的新发病例以每秒1人次的速度增加。我们对传染病的防治不容懈怠。

结核病是由结核杆菌引起的慢性传染病。结核杆菌可以侵入人体全身各器官，但主要侵犯肺脏，称为肺结核。结核杆菌飘浮在空气中，且耐高、低温，耐酸，不容易被彻底清除。全世界目前有近三分之一的人是结核杆菌感染者。一般来说，被感染不一定发病，只有当身体抵抗力降低时，才能发展为结核病。肺结核是最为常见的结核病。如果咳嗽咳痰三周以上，或是痰中带血丝，应怀疑得了肺结核。肺结核的常见症状还有低热、夜间盗汗、疲乏无力、体重减轻等。中医认为，“肺虫居肺叶之内，蚀人肺系，故成瘵疾，咯血声嘶。”本病发生，一为外因感染，“瘵虫”伤人；一为内伤体虚，气血不足，阴精耗损。目前，临床上肺结核常以西医进行杀菌治疗，而中医药治疗肺结核的优势在于能够补虚杀虫，扶助正气，调节患者整体状态，从而增强机体免疫力，改善临床症状，提高生活质量。

【中医术语解释】

五心烦热：指两手两足心发热，并自觉心胸烦热。

潮热：发热如潮水一样有定时，每天到一定时候体温就升高（一般多在下午出现）。

滋阴润肺：选用药性甘寒质润，既能补阴又具有润肺作用的中药，如百合、沙参、麦冬等，是治疗肺阴亏虚症状的一种治疗方法。

【岭南单验方】

1. 肺阴亏虚

方 1

组成：天冬 10 克、麦冬 10 克、生地黄 10 克、熟地黄 10 克、山药 15 克、百部 10 克、沙参 10 克、川贝母 10 克、茯苓 10 克、阿胶 10 克、三七 3 克、獭肝末 3 克、白菊花 10 克、桑叶 10 克。

用法：水煎服，每日一剂，分 2 次服。

适应证：干咳，咳声短促，或咳少量黏痰，或痰中带血丝或血点、色鲜红，胸部隐隐闷痛，午后五心烦热，皮肤干灼，口干咽燥，或有轻微盗汗，舌边尖红苔薄，脉细或兼数。

方 2

组成：桃金娘花（岗稔）30 克。

用法：水煎服，去渣取汁，代茶频饮。

适应证：干咳少痰，痰中带血、色鲜红，午后五心烦热，或有轻微盗汗，舌边尖红苔薄，脉细或兼数。

方 3

组成：紫金牛 60 克、侧柏叶 24 克、华南十大功劳叶 30 克、五指毛桃 60 克、百合 18 克。

用法：研末，加适量蜜糖，制成蜜丸。每日 3 次，每次 2 丸。

适应证：肺结核咯血严重者。

2. 阴虚火旺

方 1

组成：地骨皮 10 克、柴胡 10 克、秦艽 10 克、知母 10 克、当归 6 克、鳖甲15克、青蒿10克、乌梅10克。

用法：水煎服，每日一剂，分2次服。

适应证：呛咳气急，痰少质黏，或咳稠黄痰，量多，时时咯血，血色鲜红，午后潮热，骨蒸，五心烦热，颧红，盗汗量多，口渴，心烦，失眠，性情急躁易怒，或胸胁掣痛，男子可见遗精，女子月经不调，形体日渐消瘦，舌红而干，苔薄黄或剥，脉细数。

方2

组成：鲜**山芝麻根**20克。

用法：洗净切片，和冰糖适量加水煎服，每日一剂，分2次服。

适应证：呛咳气急，反复咯血，血色鲜红，两颧潮红，五心烦热。

方3

组成：旱莲草15克。

用法：水煎服，每日一剂，分2次服。

适应证：咳嗽，咯血，血色鲜红，腰膝酸软，午后潮热，五心烦热，盗汗量多。

方4

组成：鬼灯笼15克。

用法：水煎服，每日一剂，分2次服。

适应证：肺结核时时咯血，血色鲜红，午后潮热，骨蒸颧红，五心烦热，盗汗量多。

3. 气阴耗伤

组成：人参10克、黄芪15克、白术10克、甘草6克、茯苓12克、五味子10克、当归6克、生地黄12克、熟地黄12克、天冬10克、麦冬10克、白芍药10克、柴胡10克、厚朴10克、广陈皮10克。

用法：水煎服，每日一剂，分2次服。

适应证：咳嗽无力，气短声低，咳痰清稀色白，偶或夹血，或咯血，血色淡红，午后潮热，伴有畏风、怕冷、自汗与盗汗并见，纳少神疲，便溏，面色㿠白，颧红，舌质白淡、边有齿印，苔薄，脉细弱而数。

4. 阴阳两虚

组成：党参20克、黄芪15克、白术10克、山药10克、茯苓15克、白芍

10 克、地黄 10 克、当归 10 克、枸杞 10 克、龟板 6 克、鹿角胶 6 克、紫河车 6 克、枣仁 10 克、远志 10 克。

用法：水煎服，每日一剂，分 2 次服。

适应证：咳逆喘息少气，咳痰色白，或夹血丝，血色暗淡，潮热，自汗，盗汗，声嘶或失音，面浮肢肿，心慌，唇紫，肢冷，形寒。或见五更泄泻，口舌生糜，大肉尽脱，男子滑精、阳痿，女子经少、经闭。舌质光淡隐紫、少津，脉微细而数或虚大无力。

【岭南药集锦】

桃金娘

【别名】岗稔、稔子树、山稔。

【来源】桃金娘科植物桃金娘的干燥根、果及叶。

【形态特征】灌木，高 1 ~ 2 米，嫩枝密生灰色柔毛。叶革质，对生，椭圆形或倒卵形，长 3 ~ 8 厘米，宽 1 ~ 4 厘米；离基三出脉直达先端汇结，上面光滑，背面有灰色茸毛。花具长梗，常单生，紫红色，直径 2 ~ 4 厘米，萼 5 裂，宿存；花瓣 5，倒卵形，长 1.3 ~ 2 厘米；雄蕊多数，红色；子房下位，3 室。浆果卵状壶形，长 1.5 ~ 2 厘米，熟时紫黑色。花期 5 ~ 7 月，果期 7 ~ 9 月。

【生境与分布】生于丘陵、坡地、山路旁。广东省各地及广西、福建、云南、台湾等省均有分布。

【性味功效】性平，味涩。根：通经活络；叶：收敛止涩；果：补血滋阴。

【附注】岭南民间常用草药。花美丽，具观赏价值。亦可为酸性土壤指示植物。

山芝麻

【别名】 山油麻（粤西）、岗芝麻、假芝麻、野芝麻。

【来源】梧桐科植物山芝麻的干燥根或全株。

【形态特征】小灌木，高约 1 米，分枝较少，小枝被灰绿色短柔毛，茎皮纤维丰富。叶互生，长圆状披针形，长 3.5 ~ 5 厘米，宽 1.5 ~ 2.5 厘米，上面近无毛，背面有灰白色或淡黄色绒毛，离基三出脉。聚伞花序，有花 2 至数朵；萼筒状，5 裂，长约 6 毫米，花瓣 5，淡红色或紫红色，基部有两个耳状附属物；雄蕊 10，退化雄蕊 5，子房上位，5 室。蒴果卵状长圆形，长 1.2 ~ 2 厘米，密被毛，种子褐色。

【生境与分布】生于较干旱的荒坡、丘陵或路边。广东各地均产。我国南方其他省份也有分布。

【性味功效】性寒，味苦，有小毒。清热解毒，凉血泻火。

【附注】岭南民间常用草药。茎皮纤维可作纺织原料。

支气管哮喘

支气管哮喘是一种常见的过敏性疾病。本病由于支气管痉挛、黏膜水肿、分泌物增多而引起通气阻塞。天气骤变，空气潮湿，或是气压低时，易于诱发哮喘。临床主要症状为气急、上气不接下气，不仅呼吸困难，而且带有喘声，其发病特征为发作性伴有哮鸣音的呼气性呼吸困难、咳嗽和咳痰。长期反复发作常并发慢性支气管炎和肺气肿。中医学所说的哮喘是一个广义的范畴，是指临床所见的哮、咳、痰、喘等症状的综合征。按中医脏腑辨证理论，肺为储痰之器，脾为生痰之源，肾主要功能之一是纳气，因此，肺、脾、肾功能失调，可发生哮喘；在治则上，亦以调理肺、脾、肾功能为主。未发作时扶正为先，即以补法；发作时攻邪为主，即以泻法化裁。中医认为哮喘病的发生在于本虚、宿痰内伏于肺。肺有虚，在受到外因感染、饮食失调、情志不畅、劳倦伤身等因素时，痰阻气道，肺气上逆，出现一系列哮喘的症状和体征。

【中医术语解释】

温肺散寒：即温肺，属肺寒证的治疗方法。肺寒本属阳虚，阳虚生外寒，故多用辛温解表之剂温肺散寒，常用细辛、桂枝、麻黄、干姜、葱白。

温补肾阳：也叫温补命门，系一种治疗肾阳虚的方法。用壮阳补火的药物，恢复肾脏阳气的方法。

【岭南单验方】

1. 寒痰阻肺

方 1

组成：麻黄 10 克、白芍 15 克、细辛 3 克、炙甘草 10 克、桂枝 10 克、半夏 10 克、干姜 6 克、五味子 6 克。

用法：水煎服，每日一剂，分 2 次服。

适应证：呼气急促，喉有喘鸣，痰多清稀，面色苍白，无汗鼻塞，舌苔薄白，脉浮滑。

方 2

组成：麻黄 6 克、甘草 9 克、广地龙 12 克、蚱蜢（蝗虫）6 个。

用法：水煎服，每日一剂，分 2 次服。

适应证：喉有喘鸣，喘逆上气，口不干，舌苔薄白，脉浮滑。

方 3

组成：假鹰爪（小酒饼叶）20 克。

用法：水煎服，每日一剂，分 2 次服。

适应证：喘促短气，痰多，鼻塞，口不渴，舌苔薄白，脉浮滑。

方 4

组成：**五指柑**果实（黄荆）15 克。

用法：水煎服，每日一剂，分 2 次服。

适应证：咳嗽喘急、痰多，伴有胸闷、胸痛，舌苔薄白，脉浮滑。

2. 痰热阻肺

方 1

组成：白果 9 克、麻黄 9 克、苏子 6 克、甘草 9 克、款冬花 9 克、杏仁 9 克、桑白皮 9 克、黄芩 6 克、半夏 9 克。

用法：水煎服，每日一剂，分 2 次服。

适应证：咳喘，有喘鸣，胸闷，痰稠黄、不易咳出，烦躁口渴，可伴发热，咽红，大便干燥，舌质红，苔黄腻，脉滑数。

方 2

组成：胡颓子 9 克、千日红 15 克、七叶一枝花 6 克、**枇杷叶** 6 克。

用法：水煎服，每日一剂，分 2 次服。

适应证：咳喘气涌，痰稠色黄，有喘鸣声，身热烦闷，口渴，小便黄，舌质红，苔黄腻，脉滑数。

方 3

组成：**蒲葵根** 6 ~ 9 克。

用法：煎汤内服。

适应证：咳喘，有喘鸣，烦躁口渴，胸胀满闷，咳黄稠痰，甚则胸胁作痛可伴发热，咽红，大便干燥，舌质红，苔黄腻，脉滑数。

3. 肺脾气虚

方 1

组成：白术 60 克、防风 30 克、黄芪 30 克、生姜 3 片。

用法：研为散，每次 9 克，加姜 3 片，水煎服。

适应证：哮喘发作已久，面色苍白，疲乏无力，出汗多，易感冒，食欲差，大便稀，舌质淡，苔薄白，脉缓而弱。

方 2

组成：黄芪 20 克、荔枝肉干 30 克。

用法：水煎服，每日一剂，分 2 次服。

适应证：喘促短气，气怯声低，自汗疲乏，汗多畏风，舌质淡，苔薄白，脉缓而弱。

4. 肾阳虚弱

方 1

组成：熟地 24 克、牡丹皮 9 克、茯苓 9 克、山药 12 克、泽泻 9 克、山茱萸 12 克、桂枝 3 克、炮附子 3 克。

用法：研为末，制成丸剂，每次 6 克，分 2 次服，酒送下。

适应证：喘促日久，腰酸怕冷，下肢发冷，面色苍白，心悸气短，夜间尿多，大便稀，舌质淡，舌苔白，脉细弱。

方 2

组成：芝麻 250 克、生姜 100 克。

用法：芝麻炒熟研细，生姜捣泥去渣，加冰糖、蜂蜜各 150 克，每日早晚各 1 勺。

适应证：久病体虚，气息喘促，面色苍白，夜间尿多，舌质淡，舌苔白，脉细弱。

【岭南药集锦】

五指柑

【别名】黄荆、五指枫、布荆、白布荆树。

【来源】马鞭草科植物黄荆的干燥全株。

【形态特征】落叶灌木或小乔木，高 2 ~ 5 米，小枝四棱形，密生灰白色绒毛。掌状复叶对生，通常 5 小叶，稀 3 叶，小叶长圆状披针形或披针形，全缘稀有粗锯齿，上面绿色，无毛或稍有毛，下面灰白色，被毛；中间小叶长 4 ~ 13 厘米，宽 0.5 ~ 4 厘米，两侧小叶依次递小。圆锥状花序顶生，长 10 ~ 27 厘米；花萼钟形，长约 2 毫米，被毛，5 裂；花冠蓝紫色或淡紫色，长约 7 毫米，二唇形，上唇 2 裂，下唇 3 裂中裂片最大近圆形；雄蕊 4，伸出。核果近球形，直径约 2 毫米。花期：4 ~ 6 月，果期：7 ~ 10 月。

【生境与分布】生于山坡、路旁。分布于长江以南各省区。

【性味功效】性温，味微苦、辛。根：祛风湿、利关节；叶：解表发汗；种子：行气、止血。

【附注】岭南民间常用草药。为“王老吉凉茶”主要组分之一。枝叶燃烧能驱蚊；茎皮可造纸。

枇杷叶

【历史记载】始载于《名医别录》，列为中品。

【来源】蔷薇科植物枇杷的干燥叶。

【形态特征】常绿乔木或灌木。叶互生，长椭圆形或倒卵形，边缘上部有疏锯齿，基部楔形，上面多皱，下面及叶柄密被锈色绒毛。圆锥花序顶生，具淡黄色绒毛，花芳香；萼片 5；花瓣 5，白色；雄蕊 20；子房下位，2 ~ 5 室，每室胚珠 2，花柱 2 ~ 5，基部合生，有毛。梨果卵形、扁卵形或长卵形，橙黄色，肉甜。种子 1 至数粒，棕褐色，有光泽。花期 9 ~ 11 月，果期次年 4 ~ 5 月。

【主产地】广东、江苏、浙江等地。以广东质量佳，称“广枇杷”；江苏产量大，称“苏枇杷”。

【性味功效】性微寒，味苦。清肺止渴，降逆止呕。

【附注 1】药材为干燥叶，呈长圆形或倒卵形，长 12 ~ 30 厘米，宽 4 ~ 9 厘米。先端尖，基部楔形，边缘有疏锯齿，近基部全缘。上表面灰绿色、黄棕色或红棕色，较光滑；下表面密被黄色绒毛，主脉于下表面显著突起，侧脉羽状；叶柄极短，被棕黄色绒毛。革质而脆，易折断。无臭，味微苦。

【附注 2】其果实色橙黄，味酸甜，是我国中部和南部的常见水果之一。

蒲葵

【栽培简史】原产于我国南部。珠江三角洲广为栽培，尤以新会蒲葵著名。

【植物基源】棕榈科植物蒲葵以种子及根入药。秋冬果熟时采收种子（葵树子）晒干；根四季可采，洗净晒干。

【形态特征】单干常绿乔木。树皮具环纹和纵裂纹。叶大，扇形，裂片多，末端 2 裂，先端下垂。肉穗花序腋生，花小，黄绿色，佛焰苞棕色。核果椭圆形，成熟时紫黑色。花期 3 ~ 4 月，果期 10 ~ 12 月。

【经济价值】四季常青，树冠伞形，叶大，扇形，叶丛婆娑，为热带地区绿化的重要树种，可列植作行道树或群植于绿地作风景树。

【药用价值】根、叶及种子入药，味苦、涩，性凉；有止血、平喘作用。

【附注】叶可编制蒲扇及艺术品。

第三章 消化系统疾病

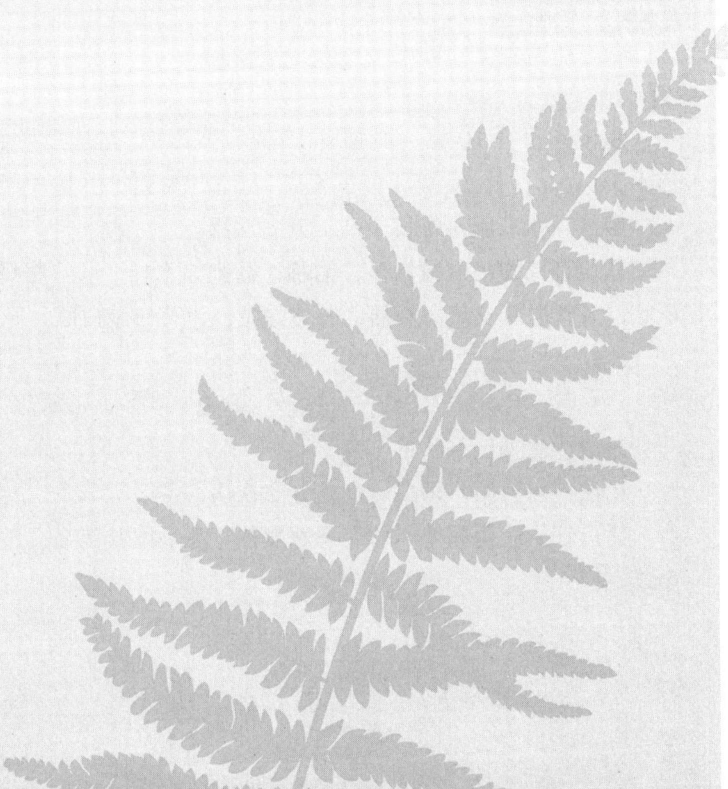

腹泻

腹泻是消化系统疾病中的一个常见症状，是指每天大便次数增加，或大便的性质、形状改变，以及粪便变稀薄或含有黏液、脓血、不消化的食物或其他病理性的内容物。腹泻分急性和慢性两类。急性腹泻发病急剧，病程在2～3周之内。慢性腹泻指病程在两个月以上或间歇期在2～4周内的复发性腹泻。腹泻一年四季都可发生，男女老幼都有可能患病。腹泻属于中医的“泄泻”“下利”等范畴。引起腹泻的最基本因素是脾胃的功能失常，正所谓“泄泻之本，无不由于脾胃”，外感风、寒、暑、湿等六淫之邪，内伤水谷，七情不遂等因素影响脾胃的运化、吸收、升降等功能，清气不升反下陷可致泄泻；脾肾亏虚，不能运化、腐熟水谷可致下利。

【中医术语解释】

分利止泻：利小便以实大便，令膀胱气化运行，借以分消肠道水势，如同急开支渠，引水旁流。

【岭南单验方】

1. 外感寒湿

方1

组成：藿香10克、大腹皮15克、紫苏10克、云苓10克、广陈皮10克、白术10克、厚朴10克、白芷6克、半夏10克、生姜3片、大枣5枚。

用法：水煎服，每日一剂，分2次服。

适应证：腹泻次数增多，清稀，甚则如水样，肠鸣腹痛，脘闷少食，或恶心呕吐，或有恶寒发热，头痛，肢体酸楚，舌苔白或白腻，脉濡数。

方2

组成：生姜、茶叶各9克。

用法：水煎服，每日一剂，分2次服。

适应证：腹泻频繁，伴有恶寒发热，恶心呕吐头痛，肢体酸楚，舌苔白，脉浮数。

2. 湿热内蕴

方 1

组成：葛根 15 克、黄芩 10 克、黄连 6 克、车前子 15 克、滑石 15 克、甘草 6 克。

用法：水煎服，每日一剂，分 2 次服。

适应证：起病急，腹泻频繁，大便气味臭秽，伴有肛门灼热，口渴喜饮，恶心呕吐，食欲减退，小便黄少，舌红，苔黄腻，脉滑数。

方 2

组成：马齿苋 30 克。

用法：先用武火烧开后再用文火煎 20 分钟，取汁分早晚 2 次饭后服，连服 3 周。

适应证：腹泻明显，伴有身热不适，肛门灼热，口渴喜饮，小便黄少，舌红，苔黄腻，脉滑数。

方 3

组成：**扭肚藤** 15 克。

用法：水煎服，每日一剂，分 2 次服。

适应证：泄泻腹痛，泻下急迫，大便稀或水样，肛门灼热，烦热口渴，小便黄少，舌红，苔黄腻，脉滑数。

3. 内伤饮食

方 1

组成：神曲 15 克、茯苓 10 克、山楂 15 克、莱菔子 15 克、广陈皮 10 克、法半夏 10 克、连翘 15 克、麦芽 15 克。

用法：水煎服，每日一剂，分 2 次服。

适应证：肠鸣腹痛、便臭如败卵、嗳腐酸臭、脘腹胀满者，舌质淡红，苔白厚腻或淡黄腻，脉滑数。

方 2

组成：**鸡蛋花** 10 克。

用法：水煎服，每日一剂，分 2 次服。

适应证：婴幼儿腹痛肠鸣，泻下粪便臭秽，泻后腹痛减轻，伴有脘腹胀满、嗳腐酸臭、食欲不振等，舌苔垢浊或厚腻，脉滑实。

方 3

组成：黄牛木（雀笼木）鲜叶 15 克。

用法：水煎服，每日一剂，分 2 次服。

适应证：肠鸣腹痛，嗳腐酸臭，脘腹胀满，舌质淡红，苔白厚腻或淡黄腻，脉滑数。

4. 脾胃虚弱

方 1

组成：太子参 30 克、茯苓 10 克、白术 10 克、扁豆 10 克、广陈皮 15 克、山药 15 克、莲子 15 克、砂仁 6 克、薏苡仁 30 克、炙甘草 6 克、黄芪 15 克。

用法：水煎服，每日一剂，分 2 次服。

适应证：大便溏泄，时轻时重，时发时止，色淡不臭，食欲不振，神情倦怠，形体消瘦或虚胖。舌质淡，苔薄白，脉缓弱。

方 2

组成：苍术 10 克、白术 15 克、广陈皮 10 克、半夏 10 克、薏苡仁 15 克、茯苓 20 克。

用法：水煎服，每日一剂，分 2 次服。

适应证：病程迁延，大便稀溏，伴有食欲不振，乏力倦怠，形体消瘦，舌质淡，苔薄白，脉缓弱。

5. 肾阳虚弱

方 1

组成：补骨脂 10 克、肉豆蔻霜 6 克、吴茱萸 6 克、五味子 10 克、党参 15 克、白术 10 克、炮姜 10 克。

用法：水煎服，每日一剂，分 2 次服。

适应证：黎明前脐腹疼痛、腹泻、泻后则安、形寒肢冷，久治不愈，大便色淡不臭，舌淡少苔，脉微弱。

方 2

组成：干荔枝 10 枚。

用法：水煎服，每日一剂，分 2 次服。

适应证：黎明前腹泻、腰酸膝软、形寒肢冷，大便色淡不臭，纳差，舌淡少苔，脉微弱。

方 3

组成：胡桃肉 20 克。

用法：每日 2 次嚼服。

适应证：清晨腹泻、泻后则安、小腹冷痛，大便色淡不臭，舌淡少苔，脉微弱。

6. 肝脾不调

方 1

组成：广陈皮 10 克、白芍 12 克、防风 6 克、白术 10 克、柴胡 6 克、枳壳 10 克、甘草 5 克。

用法：水煎服，每日一剂，分 2 次服。

适应证：腹中攻窜作痛，腹痛则泻、泻后痛减、情志不遂时加重，舌淡少苔，脉弦。

方 2

组成：佛手 10 克、绿萼梅 6 克、白术 10 克、芡实 6 克、甘草 6 克。

用法：水煎服，每日一剂，分 2 次服。

适应证：腹中时痛、情志不遂时加重，腹痛则泻、泻后痛减，脉弦。

7. 暑湿泄泻

方 1

组成：鲜藿香叶、鲜荷叶、鲜扁豆叶各 10 克。

用法：捣汁，温开水冲服，分 2 次服。

适应证：突然腹痛，泻下急迫，粪色黄褐，兼身热烦渴，小便黄赤，汗出面垢，苔黄腻，脉濡数。

方 2

组成：车前子、鸡蛋花、布渣叶各 10 克。

用法：水煎服，每日一剂，分 2 次服。

适应证：腹泻急迫，小便短少、黄赤，苔黄腻，脉濡数。

【岭南药集锦】

扭肚藤

【别名】白花菜、青藤仔花、毛毛茶。

【来源】木犀科植物扭肚藤的干燥全株。

【形态特征】攀缘状灌木，高 1 ~ 7 米，小枝密被黄褐色柔毛。单叶对生，具叶柄，叶片卵形至卵状披针形，长 2.5 ~ 7 厘米，宽 1.5 ~ 3.5 厘米，侧脉 5 ~ 7 对。聚伞花序，花梗、苞片均被毛，花萼杯状，裂片 6 ~ 8；花冠白色，高脚碟形，长 2 ~ 3 毫米，裂片 6 ~ 9；芳香。浆果卵状长圆形或卵圆形，长约 1 厘米，成熟时黑色。花期 4 ~ 12 月，果期 8 月至次年 3 月。

【生境与分布】生于路旁、林缘或疏林中。产于阳山、英德、清远、广州、佛山、肇庆、怀集、封开、德庆、鹤山、高州、阳江、茂名、徐闻、台山、博罗、东莞，以及广西、海南、云南等省区。

【性味功效】味苦，性凉。清热利湿，消滞。

【附注】岭南民间常用草药。为中成药“腹可安”主要组成部分之一。

鸡蛋花

【栽培简史】原产于墨西哥与巴拿马，世界热带地区普遍栽培。广东、广西、福建、云南有栽培，云南南部有逸为野生者。

【植物基源】夹竹桃科植物鸡蛋花（栽培变种）。

【形态特征】落叶小乔木，枝条粗壮，稍带肉质，易折，含乳汁。叶互生，革质，长圆状倒披针形，长 15 ~ 40 厘米，常集生于分枝上部。聚伞花序顶生，有多数花，花冠高脚碟状，长 4 ~ 5 厘米，裂片为左旋覆瓦状排列，白色，中心黄色。春末至秋季为开花期。蓇葖果双生，叉开，长圆形，长 10 ~ 20 厘米，种子冬季成熟。

【经济价值】树形美观，叶浓密葱绿，春季落叶，夏初即再发新叶。落叶之后，秃净光滑的分枝似鹿角样，故又称为“鹿角树”。开花期，花多色艳，优雅宜人。为热带地区常见的木本花卉，是优良的园林风景树和绿化树。

【药用价值】花系广东“五花凉茶”的重要组分之一，味甘，性凉；清热利湿、润肺止咳。鲜花可提取芳香油，用作调制化妆品或高级香皂。

【附注】别名：缅栀子、蛋黄花。其原变种——红鸡蛋花，花冠鲜红色，在我国的栽培不及鸡蛋花普遍。

阳春砂

【历史记载】古称“缩砂密”，始见于《药性论》。《增订伪药条辨》谓：“缩砂即名阳春砂，产广东肇庆府阳春县。”《药物出产辨》载：“产广东阳春县为最，以蟠龙山为第一。”

【来源】姜科植物阳春砂的干燥成熟果实。

【形态特征】多年生草本，高达 1.5 米。根茎横生，节上有棕色膜质鳞片。地上茎直立，无分枝。叶排为 2 列，无柄；叶片窄长圆形或条状披针形，长 14 ~ 60 厘米，宽 2 ~ 8 厘米，全缘，羽状平行脉；叶鞘抱茎。花茎自根茎生出，穗状花序成疏松的球形，具花 8 ~ 12 朵；花萼筒状，先端 3 浅裂，花冠管细长，裂片 3，白色，长 1.2 厘米，先端兜状；唇瓣匙形，白色，中部有淡黄色及红色斑点，先端有不整齐缺刻，基部有爪；发育雄蕊 1；子房下位，球形，3 室。蒴果近球形，成熟时红棕色，果皮表面有肉刺状凸起。种子多数，芳香。花期 3 ~ 6 月，果期 6 ~ 9 月。

【主产地】广东阳春、高州、信宜、广宁、封开、云浮，以及广西、海南、云南部分地区。

【性味功效】性温，味辛。化湿开胃，温脾止泻，理气安胎。

【附注 1】种子含挥发油，油中主含乙酸龙脑酯、樟脑。

【附注 2】药材呈椭圆形或卵圆形，有不明显的三棱，长 1.5 ~ 2 厘米，直径 1 ~ 1.5 厘米；表面棕褐色，密生刺状突起，果皮薄而软。种子结集成团，具 3 钝棱，中有白色隔膜，将种子团分为 3 瓣，每瓣有种子 6 ~ 15 粒。种子为不规则多面体，直径 2 ~ 3 毫米；表面棕红色或暗褐色，外被膜质假种皮；质硬。气芳香而浓烈，味辛凉，微苦。

便秘

在日常生活中许多人经常受到便秘的困扰。所谓便秘，从现代医学角度来看，它不是一种具体的疾病，而是多种疾病的一个症状。便秘有轻有重，可以是暂时的，也可以是长期的。本病俗称“大便不通”“大便秘结”，指大便干燥坚硬、排出困难，或排大便次数少，2 ~ 3 天以上不排大便。肠道是人体对抗疾病的一大防线，但如果发生了便秘，肠道反而成了百病之源。随着年龄的增长，人的肠道也逐渐发生退行性变化，肠管肌肉渐渐萎缩，胃张力减弱，胃肠蠕动功能低下，消化吸收功能障碍，肠道黏液分泌减少，排便时腹肌无力，不能用力将肠道中的粪便排出体外，这便是便秘的主要原因。其他原因还有许多，如没有养成定时大便的习惯；吃饭过于讲究精细，喜欢吃精米细面，很少吃蔬菜、杂粮、水果及含纤维素多的食物；不爱运动，腹部得不到活动，引起胃肠蠕动减慢等。便秘虽不是什么大病，但却十分痛苦，且可导致一些并发症。“一日不排便，胜抽三包烟”。宿便是肠道毒素的根源。持续便秘使代谢垃圾不能及时排出，被人体反复吸收，从而引起腹部胀满、食欲不振、口臭、身体发胖、皮肤粗糙无光泽、痤疮以及免疫力降低甚至引起直肠癌和阿尔茨海默病，严重危害人体健康！所以，要保持健康的体魄、拥有通畅的肠道至关重要！

【中医术语解释】

热秘：因胃肠积热，即燥热内结，耗伤津液，使大肠传导失润，大便郁结而引起的便秘。多见于素体阳盛，嗜酒，喜食辛辣食物，或热病之后的病人。临床表现多为大便干结，小便短赤，面红身热，兼有腹胀、腹痛，口干而臭，舌红苔黄腻。

冷秘：因阳气虚衰，阴寒内生，致阳气不通，肠道传送无力，大便艰涩所致的便秘。好发于年老体衰及久病者。临床表现为大便艰涩，排出困难，小便清长，四肢厥冷，喜热畏寒，舌淡苔白，脉沉迟。

气秘：因气机郁滞，通降失职，使糟粕内停，不能下行所致的便秘。多见于忧愁、思虑过度、情志不畅或久坐少动的人。临床表现为大便不通，欲便不能，两胁胀满，嗳气频作，痞满腹胀，食少纳呆，舌苔薄腻。

血秘：因血虚津少，阴血不足，无以润肠燥。主要症状为大便干结，努挣难下，面色无华，心悸气短，头晕目眩，健忘失眠，口唇色淡，舌质淡，苔薄白，脉细无力。

【岭南单验方】

1. 热秘

方 1

组成：枳实 12 克、大黄 8 克（后下）、芒硝 10 克（冲服）、火麻仁 15 克、杏仁 12 克、郁李仁 20 克、瓜蒌 12 克、玄参 15 克。

用法：水煎服，每日一剂，分 2 次服。

适应证：大便干结，腹中胀满，兼见口臭口苦，口唇生疮，面红目赤，心烦易怒，腹胀纳呆，小便短赤，舌红苔黄，脉滑数。

方 2

组成：生大黄 3 克。

用法：泡水代茶饮。

适应证：大便干结，排便困难，排便时间间隔延长，兼见口臭口苦，小便短赤，舌红苔黄，脉滑数。

方 3

组成：香蕉 1 ～ 2 根。

用法：涂上蜂蜜，每日早晨空腹食用，然后喝温开水 200 ～ 300 毫升。

适应证：大便秘结，痔疮出血，舌红脉数。

2. 气滞秘

方 1

组成：砂仁 10 克、木香 10 克、槟榔 15 克、乌药 12 克、枳实 12 克、大黄 6 克、柴胡 10 克。

用法：水煎服，每日一剂，分 2 次服。

适应证：大便干结或不干结，欲便不得，排出不畅，每于情绪不好时便秘加重，伴嗳气频作，胸胁痞满，腹中胀痛，喜太息或矢气后稍宽，舌红苔薄黄腻，脉弦。

方 2

组成：莱菔子 15 克。

用法：研碎为末，早晚各 1 次，以温开水送服。

适应证：老年人便秘，饮食积滞，脘腹胀满，嗳气，下利后重，咳嗽痰多。

方 3

组成：生白芍 30 克、生甘草 20 克、枳实 15 克。

用法：水煎服，每日一剂，分 2 次服。

适应证：大便排出不畅，伴嗳气频作，胸胁痞满，腹中胀痛，喜太息或矢气后稍宽，舌红苔薄黄腻，脉弦。

3. 气虚秘

方 1

组成：黄芪 30 克、广陈皮 10 克、党参 18 克、当归 12 克、火麻仁 20 克、生白术 30 克、炙甘草 10 克。

用法：水煎服，每日一剂，分 2 次服。

适应证：大便不畅，虽有便意亦需努力挣扎，挣则汗出气短，便后疲乏，舌淡苔薄白，脉细弱。

方 2

组成：生白术 30 克。

用法：将生白术粉碎成极细末，每次服 10 克，每天 3 次。

适应证：大便不畅，兼见面黄肌瘦，神疲气怯，短气，便后更甚，舌淡苔薄白，脉细弱。

4. 血虚秘

方 1

组成：当归 12 克、生地黄 20 克、生白术 30 克、火麻仁 30 克、肉苁蓉 18 克、**何首乌** 20 克，桃仁、枳壳各 10 克。

用法：水煎服，每日一剂，分 2 次服。

适应证：大便燥结如球，便次虽然正常，但排便不畅，伴见头眩心悸，少眠多梦，面色、爪甲白而无华，舌淡苔薄白，脉细弱。

方 2

组成：何首乌、胡桃仁、黑芝麻各 60 克。

用法：共为细末，每次服 10 克，每日 3 次。

适应证：大便干结伴见头面色苍白，头晕心悸，健忘多梦，舌淡苔薄白，脉细弱。

5. 冷秘

方 1

组成：肉苁蓉 20 克、牛膝 15 克、生白术 30 克、当归 12 克、升麻 10 克、肉桂 6 克、巴戟天 15 克、炙甘草 10 克。

用法：水煎服，每日一剂，分 2 次服。

适应证：大便艰涩，难以排出，便质或干或不干，兼见畏寒肢冷，腹中冷气攻痛，肠鸣，或腰背冷痛，小便清长，舌质淡胖，苔白润，脉沉弱。

方 2

组成：肉苁蓉 60 克。

用法：水煎服，每日一剂，分 2 次服。

适应证：老年人便秘，大便艰涩难排，兼见四肢不温，或腰背酸痛，小便清长，舌质淡胖，苔白润，脉沉弱。

【岭南药集锦】

香蕉

【历史记载】原产于中国及东南亚一带。始载于《南方草木状》，称甘蕉。《本草衍义》称芭蕉，《异物志》云："芭蕉结实，其皮赤如火，其肉甜如蜜，四五枚可饱人，而滋味常在牙齿间，故名甘蕉。"《本草纲目拾遗》始称香蕉。现我国南部及西印度群岛、南美洲和非洲部分地区大规模种植。

【植物基源】芭蕉科植物大蕉及香蕉，以其果及根入药。

【形态特征】多年生草本，株高一般不超过 2 米，具根茎，地上茎包藏于由叶鞘层层包叠形成的粗壮而矮小的假茎中，基部有时膨大呈坛状。假茎浓绿而带黑斑，被白粉，尤以上部为多。叶螺旋排列，集生于茎顶，大型，叶片卵状长圆形，长 1.5 ~ 2 米，宽 0.3 ~ 0.6 米，有极粗厚的中脉和多数羽状平行侧脉，基部近圆形，两侧对称；叶柄粗短，长不超过 0.3 米，叶翼明显，张开，边缘褐红或鲜红色。穗状花序顶生，下垂，花序轴密被短柔毛；苞片螺旋状排列，大而呈佛焰苞状，暗紫色；雄花生于花序轴上部的苞片内，乳白色或略染紫色，花被管长 2.5 ~ 3 厘米，顶 5 齿裂，其中外轮两侧的顶端具小尖头，内轮的 2 片较小，离生的一枚花被片近圆形，花柱长 3 ~ 3.2 厘米；雌花生于花序轴下部的苞片内，其苞片早落。不育雄蕊和不育雌蕊均存在；发育雄蕊 5 枚，花丝丝状，花药线形 2 室；子房下位，3 室；在每一果序上通常有 8 ~ 10 梭香蕉，一般结果 120 ~ 160 个或更多。果为肉质浆果，长圆形，长 15 ~ 25 厘米，果身稍弯，果柄短，长 1 ~ 1.5 厘米，果皮未成熟时果皮青绿色，催熟后为黄色，革质不开裂，果肉甜、滑，香味浓郁；无种子；花果期：全年。

【主产地】广东除北部外，各地均有栽培；广西、台湾、福建、云南等省也产。

【经济价值】广东省出产的著名水果之一，栽培品种很多。其中，尤以东莞出产的品质优良，最为驰名。其果肉香甜，柔软，气味清香，富含营养。可代粮食充饥，又可制成各式点心，还可烹饪菜肴或酿酒。

【药用价值】果实有润肠通便作用，花清热、润肺、止渴。

【附注】本种是一个栽培种，其亲本来源是经过人工选育的小果野蕉的三倍体。其果实由雌花的子房发育而成，着生于花轴上称为果房。大多数食用蕉不需要授粉就能结实，故称单性结实；正常情况下果实没有种子，所以也称无籽结实。

何首乌

【历史记载】始载于《开宝本草》。《药物出产辨》载："产广东德庆为正"。

【来源】蓼科植物何首乌的干燥块根。

【形态特征】多年生缠绕草本。根细长，末端肥大呈块状，红褐色。茎基部木质，中空，上部多分枝。单叶互生，卵形或心形，长 4 ~ 9 厘米，宽 3 ~ 5 厘米，先端狭尖，基部心形，全缘；具膜质托叶鞘。圆锥花序顶生或腋生，花小而密，花被 5，白色，外轮 3 片，背部有翅；雄蕊 8，短于花被；柱头 3 裂。瘦果三棱形，黑色，包于翅状花被内。花期 8 ~ 10 月，果期 10 ~ 11 月。

【主产地】家种药材主产于广东德庆、清远、高州及湖南永州、会同；野生药材产于四川、云南、贵州、广西及湖北。

【性味功效】制首乌：性温，味甘、涩；补肝肾，益精血。生首乌：性平，味甘、苦；润肠通便，解毒。

【附注 1】药材呈团块状或不规则纺锤形，表面红棕色或红褐色，皱缩不平；质重，坚实，不易折断；断面浅红棕色，有粉性，皮部散生 4 ~ 11 个异常维管束，呈"云锦样花纹"。

【附注 2】为食药同源植物，其块根亦用于食品及日化产品中。其藤茎名"首乌藤"，性平，味甘；养血安神。

慢性胃炎

人们常说"十人九病，十病九胃"，这说法的确不假。现代生活节奏越来越快，胃病成了常发病。慢性胃炎是由于胃黏膜上皮遭到各种致病因子的反复侵袭，发生的持续性慢性炎症性病变。临床症状有：中上腹部疼痛或饱闷感、疼痛或牵及胸胁后背、食欲减退、吐酸水、恶心呕吐、嗳气等，并反复发作，日久则出现胃部灼热、隐痛、有饥饿感而不能食、食后饱胀、面色发白、消瘦、贫血等症状。中医称之为“胃脘痛”。中医学认为引起胃脘痛的主要原因有：病邪犯胃，感受外寒；过食生冷或肥甘厚味，或暴饮暴食等；忧思恼怒，气郁伤肝，肝失疏泄，气逆犯胃；再者是饮食、劳倦等因素久伤脾胃，导致中气不足、脾胃虚寒。最终可导致食积胃腑出现胀痛、呃逆反酸等，严重破坏脾胃的消化、吸收、升降、排泄等功能，还会进一步累及其他脏腑功能，致使免疫功能下降，体质虚弱。中医按照“辨证施治”的原则，对不同病症治法各异，可根据病情选方治疗。

【中医术语解释】

肝气犯胃：指由于肝气偏亢，过于疏泄，影响脾胃，以致消化功能紊乱，或称“肝气犯脾”。临床表现，一方面出现肝气偏亢症状，如头眩、胁痛、易怒、胸闷、小腹胀、脉弦等；另一方面出现脾胃不适症状，如胃脘痛、吐酸、厌食、腹胀、大便泄泻等。如病情迁延，较长时间肝脾之间失去协调，则称为“肝脾不和”，可见于慢性胃炎、胃十二指肠溃疡病、胃肠神经官能症、肝炎、肝硬化等疾病。

气滞血瘀：指气机郁滞日久而致血行瘀阻的证候。多由情志郁结或跌仆闪挫而致，由于湿邪阻滞气机，中焦气机不利，导致脾胃升降失常，故胃口差，呕恶厌食，舌苔厚腻，渐致瘀血内停。

嘈杂：以胃中烦热闷乱，似饥非饥、似痛非痛、似辣非辣为特征的一种病证。多与食滞、脾虚、肝郁、血亏有关。

【岭南单验方】

1. 寒邪犯胃

方 1

组成：**高良姜** 15 克、附子 10 克。

用法：水煎服，每日一剂，分 2 次服，饭前 1 小时服。

适应证：受寒着凉，或食用了大量的生冷食品引起的胃痛。上腹胃脘部突然疼痛，痛势较剧，痛处拒按，饥时痛减，纳后痛增；发生突然、绞痛异常，喜暖胃饮食，食凉则疼痛加剧；或伴恶寒，苔薄白，脉弦紧者。

方 2

组成：小茴香 10 克、**草豆蔻** 5 克。

用法：两者共为细面，酒糊为丸，每服3～6克，以温酒送服。

适应证：胃脘部突然疼痛，痛势较剧，痛处拒按，或伴恶寒，苔薄白，脉弦紧者。

方3

组成：樟树果实9克、黑老虎15克、黄皮根30克、枳壳9克、炒神曲15克、淡豆豉15克。

用法：水煎服，每日一剂，分2次服。

适应证：胃脘部疼痛明显，痛处拒按，遇寒加重，苔薄白，脉弦紧者。

2. 湿热中阻

方1

组成：杏仁10克、白豆蔻10克、薏苡仁20克、藿香10克、茯苓10克、厚朴6克、法半夏10克、黄连6克、广陈皮10克、甘草6克。

用法：水煎服，每日一剂，分2次，饭前1小时服。

适应证：胃脘痞满疼痛，灼热急迫，伴有口干口苦黏腻、小便短赤、大便不爽。

方2

组成：蒲公英60克、乌贼骨60克。

用法：共为细末，蜂蜜为丸，每服6克，每日3次。

适应证：胃脘胀满疼痛明显，心中烦热，咽干口苦，喜冷饮，舌红苔黄，脉滑数。

方3

组成：木棉皮30克、两面针根6克。

用法：水煎服，每日一剂，分2次服。

适应证：胃脘灼热、按之满甚，口干口苦黏腻，尿赤，大便不爽。

3. 饮食停滞

方1

组成：山楂10克、茯苓8克、半夏8克、神曲8克、麦芽10克、广陈皮8克、连翘10克、莱菔子10克、炒麦芽12克。

用法：水煎服，每日一剂，分2次，饭前1小时服。

适应证：胃脘胀满疼痛，嗳腐吞酸，嘈杂不舒，呕吐或矢气后痛减，大便不爽，苔厚腻，脉滑。

方 2

组成：广陈皮 10 克、砂仁 5 克、鸡内金 10 克。

用法：将上三味研匀冲服，每日 2 次。

适应证：胃脘不舒，满闷痞塞，嗳腐吞酸，嘈杂不舒，呕吐或矢气后痛减，大便不爽，苔厚腻，脉滑。

4. 肝气犯胃

方 1

组成：柴胡 12 克、白芍 10 克、川芎 10 克、香附 10 克、郁金 10 克，广陈皮 10 克、枳壳 10 克、甘草 10 克。

用法：水煎服，每日一剂，分 2 次，饭前 1 小时服。

适应证：胃脘胀满，脘痛连胁，嗳气频频，吞酸，大便不畅，心烦易怒，喜太息，苔薄白，脉弦者。

方 2

组成：东风橘（酒饼簕）20 克。

用法：水煎服，每日一剂，分 2 次服。

适应证：胃脘胀满，脘胁胀痛，善太息，每因情志因素而诱发，苔薄白，脉弦。

方 3

组成：佩兰 10 克、普洱茶 5 克、延胡索 10 克、素馨花 12 克、厚朴 5 克、炙甘草 5 克。

用法：水煎服，每日一剂，分 2 次，饭前服。7 ~ 10 天为一疗程。

适应证：胃脘胀满而痛，脘痛连胁，恶心嗳气，大便不畅，每因情志因素而诱发，苔薄白，脉弦。

5. 气滞血瘀

方 1

组成：蒲黄 10 克、五灵脂 15 克、丹参 15 克、檀香 10 克、砂仁 10 克。

用法：水煎服，每日一剂，分 2 次，饭前 1 小时服。

适应证：胃痛拒按，痛有定处，食后痛甚，舌质紫暗或有瘀斑，脉细涩。

方 2

组成：三七粉 3 克、白及粉 5 克、大黄粉 1 克。

用法：混合每日服 3 克，分 3 次服。

适应证：胃痛拒按，呕血便黑，舌质紫暗或有瘀斑，脉细涩。

方 3

组成：救必应（铁冬青）9 克、黑老虎 15 克、鸡骨草 5 克、海螵蛸 15 克。

用法：水煎服，每日一剂，分 2 次服。

适应证：胃痛拒按，痛有定处，反酸明显，口干口渴，食后痛甚，或有呕血便黑，舌质紫暗或有瘀斑，脉细涩。

6. 脾胃虚弱

方 1

组成：饴糖 30 克、桂枝 9 克、芍药 18 克、生姜 9 克、大枣 6 枚、黄芪 15 克、小茴香 10 克、炙甘草 6 克。

用法：水煎服，每日一剂，分 2 次，饭前 1 小时服。

适应证：胃脘部隐痛，痛处喜按，空腹痛甚，纳后痛减，伴有大便溏薄，神疲乏力，手足不温，舌淡苔薄，脉迟缓。

方 2

组成：麦芽 30 克、谷芽 30 克、鸡内金 15 克、山药 15 克、党参 10 克、甘草 5 克。

用法：水煎服，每日一剂，分 2 次服。沸后继煮 5 分钟即可，不宜久煎。

适应证：上腹胃脘部疼痛隐隐、时缓时急、喜温喜按，大便溏薄，少气懒言，食少不饥，舌淡苔薄，脉虚弱。

7. 胃阴不足

方 1

组成：沙参 10 克、麦冬 15 克、生地 10 克、枸杞 10 克、石斛 10 克、当归 10 克、川楝子 10 克、芍药 10 克、甘草 10 克。

用法：水煎服，每日一剂，分 2 次，饭前 1 小时服。

适应证：胃脘灼热隐痛，似饥而不欲食，咽干口燥，大便干结，舌红少津，脉弦细或细数。

方 2

组成：猪笼草 15 克。

用法：水煎服，每日一剂，分 2 次服。

适应证：胃脘反复灼热隐痛发作、疼痛较甚，似饥而不欲食，咽干口燥，大便干结，舌红少津，脉弦细或细数。

方 3

组成：梨汁、荸荠汁、鲜芦根汁、麦冬汁、藕汁适量。

用法：每次口服 20 ~ 30 毫升，和匀凉服。

适应证：胃脘部隐隐作痛，上腹部不适，脘胀微微，灼热不适，嘈杂似饥，消瘦食少，五心烦热，口干咽燥，大便秘结，舌质红，少苔或无苔少津，脉细数。

方 4

组成：徐长卿 9 克、麦冬 9 克、生甘草 6 克、化橘红 5 克、玫瑰花 2 克。

用法：煎汤代茶饮。

适应证：胃脘灼热隐痛胀满，似饥而不欲食，心烦失眠，咽干口燥，大便干结，舌红少津，脉弦细或细数。

【岭南药集锦】

高良姜

【历史记载】始载于《名医别录》，列为中品，曰："出高良郡，故名。"《图经本草》曰："今岭南诸州及黔、蜀皆有之，内郡虽有而不堪入药。"《本草品汇精要》称："道地儋州、雷州。"《增订伪药条辨》谓："广东海南出者，皮红有横节纹，肉红黄色，味辛辣，为道地。"《药物出产辨》载："产广东琼州各属"。

【来源】姜科植物高良姜的干燥根茎。

【形态特征】多年生草本，高 0.4 ~ 1.1 米。根茎粗壮，横生，棕红色或紫红色，节上有环形膜质鳞片，并生须根。叶 2 列，几无柄；叶片狭披针形，长 20 ~ 30 厘米，宽 1.2 ~ 2.5 厘米，叶鞘开放，抱茎。总状花序顶生，长 6 ~ 10 厘米，花序轴上红棕色，被短毛；花梗长 1 ~ 2 毫米；花萼筒状，长 8 ~ 10 毫米，3 裂，棕黄色，外被短柔毛；花冠筒漏斗状，长约 1 厘米，裂片长圆形，长约 1.5 厘米，浅肉红色，先端微具兜，外被疏短柔毛；唇瓣矩卵形至广卵形，长 2 ~ 2.5 厘米，白色而具紫红色条纹；发育雄蕊 1，与唇瓣约等长；唇瓣基部生有 2 枚退化雄蕊，披针形，长 6 ~ 10 毫米；子房下位，密被绒毛，3 室。蒴果矩圆形或卵圆形，直径约 1 厘米，熟时红色。花期 4 ~ 9 月，果期 5 ~ 11 月。

【主产地】广东徐闻、雷州、茂名、阳江、广州，以及海南、广西、云南部分地区。

【性味功效】性热，味辛。温胃散寒，消食止痛。

【附注】药材呈圆柱形，多弯曲，有分枝，长 5 ~ 9 厘米，直径 1 ~ 1.5 厘米。表面棕红色至暗褐色，有细密的纵皱纹及灰棕色的波状环节，每节长 0.2 ~ 1 厘米，下面有圆形的根痕。质坚韧，不易折断，断面灰棕色或红棕色，纤维性。气芳香，味辛辣。亦作食用调料。

草豆蔻

【历史记载】《名医别录》载有豆蔻，《开宝本草》在豆蔻项下载有别名草豆蔻。《图经本草》曰："今岭南皆有之。"《药物出产辨》载："产广东琼州属。"

【来源】姜科植物草豆蔻干燥近成熟种子。

【形态特征】多年生草本，高达 3 米。根茎粗壮，棕红色。叶 2 列，狭椭圆形或披针形，长 30 ~ 60 厘米，宽 4 ~ 9 厘米，边缘被毛；叶柄短；叶鞘膜质，开放，抱茎。萼筒状，长 2 ~ 2.5 厘米；花冠白色，筒长约 8 毫米，裂片矩圆形，具缘毛；唇瓣三角状卵形，长 3.5 ~ 4 厘米，先端 2 浅裂，具自中央向边缘放射的彩色条纹；发育雄蕊 1；子房下位。蒴果圆球形，外密被粗毛，熟时金黄色，具宿萼。花期 4 ~ 6 月，果期 5 ~ 8 月。

【主产地】广东肇庆、湛江、茂名、高州、台山、惠阳、徐闻、信宜、阳江、阳春、饶平、潮阳、大浦、广州，以及海南、广西部分地区。

【性味功效】性温，味辛。燥湿健脾，温胃止呕。

【附注】药材为类球形的种子团，直径 1.5 ~ 2.7 厘米。表面灰褐色，中间有黄白色的隔膜，将种子团分成 3 瓣，每瓣有种子多数，紧密粘连。种子为卵圆状多面体，长 3 ~ 5 毫米，直径约 3 毫米，外被淡棕色膜质假种皮。气香，味辛、微苦。

救必应

【别名】白兰香、冬青子、铁冬青。

【来源】冬青科植物铁冬青的干燥树皮或枝皮。

【形态特征】常绿乔木，高 5 ~ 20 米，树皮厚，灰白色，内皮黄色，味极苦。叶互生，卵形、倒卵形或椭圆形，长 4 ~ 9 厘米，宽 2 ~ 4 厘米，柄长 1 ~ 2 厘米，侧脉 6 ~ 9 对，托叶早落。聚伞花序或伞形花序，花单性，白色，4 数。浆果卵形，熟时红色。

【生境与分布】生于山坡、丘陵或半山的疏林中。广东山区各县及南方各省均产。

【性味功效】味苦，性凉。清热利湿，消肿止痛，止血。

【附注】岭南民间常用草药。“洁银”牙膏（广东省第一个药物牙膏品牌）原料之一。亦为中成药“腹可安”组分之一。

细菌性痢疾

细菌性痢疾是由痢疾杆菌引起的急性肠道传染病，多发于夏秋季节，通过被污染的食物而传播。人群有普遍易感性，儿童感染的机会较成人多，故发病率也较高。临床常见发热、腹痛、腹泻、便中有黏液或脓血，典型患者有里急后重感。部分患者有恶心呕吐等症，同时还伴有全身中毒症状。轻者可表现为低热或中等发热、头晕、疲乏无力、食欲不振；严重者可见高热、精神萎靡、烦躁，进而面色苍白、四肢厥冷、血压下降，甚至出现口唇与指甲床发绀、持续惊厥、神志昏迷等危象。若急性痢疾未能及时治疗或病程迁延达 2 个月以上者，即转为慢性痢疾，其症状表现为常感腹胀、食欲不振、时而腹泻时而便秘，或长期腹泻、大便有黏液，少数可有脓血，如遇寒冷、饮食不节或过度劳累等不良因素，可引起急性发作。痢疾属中医“赤白痢”“脓血痢”“疫毒痢”等病证范畴。本病的病位在肠，与脾、胃、肠、肾等脏腑有关。发病主要是感受湿热疫毒。其诱因可以是饮食不洁，病邪随之而入。湿热疫毒侵袭机体，损伤脾胃，湿热积滞郁蒸肠中，气机不畅，运化失司，气血阻滞，热毒壅盛，互相搏结，化为脓血，而成痢疾。若因脾胃受伤，中阳被遏，湿从寒化，则成寒湿之痢。若因平素脾肾虚弱，病邪留恋不去，每成久痢不愈之症，常呈虚实夹杂之象。

【中医术语解释】

调气行血：气是血液生成和运行的动力，血是气的化生基础和载体。因此刘河间指出治疗痢疾时应“调气则后重自除，行血则便脓自愈”，指大便中赤多则重用血药，白多则重用气药。

【岭南单验方】

1. 湿热痢

方 1

组成：黄连 6 克、黄芩 9 克、制大黄 9 克、山银花 12 克、赤芍 9 克、当归 9 克、甘草 6 克、木香 6 克、槟榔 9 克。

用法：水煎服，每日一剂，分 2 次服。

适应证：腹部疼痛，腹泻，里急后重，下痢赤白，大便黏冻或下痢脓血，肛门灼热，小便短赤，可有发热，烦渴，舌苔黄腻，脉象滑数。

方 2

组成：**火炭母**、狗肝菜、刺苋菜各 30 克。

用法：水煎服，每日一剂，分 2 次服。

适应证：腹痛，里急后重，下痢赤白黏冻，肛门灼热，小便黄赤，口干口渴，舌苔黄腻，脉滑数。

方 3

组成：算盘子、火炭母、羊蹄草各 30 克。

用法：水煎服，每日一剂，分 2 次服。

适应证：腹痛，里急后重，下痢赤白脓血，大便不爽，小便短赤，也可见壮热，烦渴，舌苔黄腻，脉象滑数。

方 4

组成：十大功劳根 20 克、地桃花根 15 克。

用法：水煎服，每日一剂，分 2 次服。

适应证：腹痛，里急后重，赤白相兼，肛门灼热，小便短赤，舌苔黄腻，脉弦数。

2. 寒湿痢

组成：半夏 10 克、苍术 9 克、白术 9 克、厚朴 6 克、猪苓 12 克、茯苓 12 克、泽泻 12 克、肉桂 3 克、干姜 9 克、广陈皮 6 克、枳实 6 克、木香 6 克、砂仁 10 克、甘草 6 克。

用法：水煎服，每日一剂，分 2 次服。

适应证：下痢赤白黏冻，白多赤少，伴有腹痛拘急，里急后重，口淡乏味，头重身困，也可有恶寒微热，身痛无汗，舌苔白腻，脉象濡缓。

3. 热毒痢

方 1

组成：白头翁 15 克、黄芩 9 克、黄连 6 克、黄柏 9 克、制大黄 5 克、秦皮 9 克、赤芍 9 克、丹皮 9 克、槟榔 9 克、木香 6 克、广陈皮 6 克、甘草 6 克。

用法：水煎服，每日一剂，分 2 次服。

适应证：起病急骤，剧烈腹痛，后重转甚，下痢脓血、多紫红色或呈血水状，伴有壮热口渴，头痛烦躁，胸满不食，呕吐恶心，舌红苔黄，脉滑数。

方 2

组成：鲜大青叶 250 克。

用法：水煎服，每日一剂，分 2 次服。

适应证：下痢脓血，腹痛，里急后重，伴有口干口渴，舌红苔黄，脉滑数。

方 3

组成：马齿苋 60 克。

用法：水煎服，每日一剂，分 2 次服。

适应证：下痢脓血，腹痛，里急后重，伴有肛门灼热，渴欲饮水，舌红苔黄，脉滑数。

4. 虚寒痢

组成：附子 6 克、干姜 3 克、肉豆蔻 6 克、吴茱萸 3 克、党参 12 克、甘草 6 克、白术 12 克、小茴香 9 克、白芍 9 克、木香 6 克、诃子 3 克、五味子 6 克、补骨脂 12 克。

用法：水煎服，每日一剂，分 2 次服。

适应证：久痢不愈，痢下稀薄，带有白冻，时发时止，腹部隐痛、喜温喜按，口淡不渴，食少神疲，畏寒肢冷，舌淡苔薄白，脉虚或沉细。

5. 虚热痢

方 1

组成：番石榴叶、野牡丹皮叶各 30 克。

用法：水煎服，每日一剂，分 2 次服。连服 5 天。

适应证：泻痢腹痛、痢下赤白脓血，食少形瘦，心烦口干，午后低热，口腔糜烂，舌质红绛，脉细数。

方 2

组成：火炭母、小凤尾、布渣叶各 30 克。

用法：水煎服，每日一剂，分 2 次服。

适应证：上腹痛、痢下赤白脓血，腹胀，嗳气，心烦口干，午后低热，舌质红绛，脉细数。

方 3

组成：火炭母、野牡丹各 100 克。

用法：水煎，每日一剂，分 3 次服。对慢性菌痢，可以同样剂量做保留灌肠，每日 2 次，7 ~ 10 天为一疗程。

适应证：腹泻、腹痛，脓血便或黏液便，发热，时好时坏，心烦口干，午后低热，舌质红绛，脉细数。

方 4

组成：五指柑、羊蹄草各 30 克，天香炉 15 克。

用法：水煎服，每日一剂，分 2 次服。

适应证：痢下赤白，腹痛泄泻，胁胀，噎膈，午后低热，口腔糜烂，舌质红绛，脉细数。

方 5

组成：鲜杨梅树皮 30 克、鲜南天竹 15 克、广陈皮 5 克。

用法：水煎服，每日一剂，分 2 次服。

适应证：发冷发热，腹痛，腹泻，伴里急后重，腹痛以左下腹为主，呈阵发性，大便后减轻，大便频数，下痢黏液脓血稀便，心烦口干，午后低热，舌质红绛，脉细数。

【岭南药集锦】

火炭母

【别名】火炭星、斑鸠饭、赤地利、白饭草。

【来源】蓼科植物火炭母的干燥全草。

【形态特征】多年生草本，茎节膨大。单叶互生，长5 ~ 10厘米，宽2.5 ~ 6厘米，椭圆形，近全缘，具膜质托叶鞘，叶脉紫红色，叶面常有人字形黑色斑纹，叶柄长1 ~ 1.5厘米。花小、两性；花被片5，白色或淡红色；雄蕊8；子房上位。坚果，幼时三棱形，成熟后近球形，包藏在宿存花被内。花期7 ~ 8月。

【生境与分布】生于山谷、水边湿地。广东全省各地及广西、云南、四川、江西、福建、台湾等省均有分布。

【性味功效】性凉，味淡、涩；清热利湿、凉血解毒。

【附注】岭南民间常用草药。为“王老吉凉茶”中成药“腹可安”主要组分之一。

番石榴

【历史记载】番石榴别名“鸡矢果”，《植物名实图考》鸡矢果项下引《南越笔记》云：“番石榴又名秋果。”并谓：“鸡矢果产广东。”《中华本草》《中药大词典》等均有收载。

【植物基源】桃金娘科植物番石榴，以叶和果入药。春、夏采叶，秋季采果，晒干。

【形态特征】灌木或小乔木，高2 ~ 10米。树皮片状剥落，淡绿褐色；小枝四棱形。单叶对生，革质，长圆形至椭圆形，长7 ~ 13厘米，宽4 ~ 6厘米，羽状脉明显，在上面凹入，下面凸起，有短柄。花白色，芳香，直径2.5 ~ 3.5厘米；花萼裂片4 ~ 5，厚，外被短柔毛；花瓣4 ~ 5，较萼片长，雄蕊多数，子房下位，3室。浆果球形或卵形，直径通常4 ~ 5厘米，淡黄绿色。种子卵圆形，白色。花期5 ~ 8月，果期8 ~ 11月。

【主产地】原产于美洲，广东清远、广西、云南、四川、福建等地有栽培，有时亦为野生。

【经济价值】热带著名果品之一，以个大、饱满、坚实者为佳。

【药用价值】幼果入药，性温，味酸、涩；收敛消炎、止泻止痢；煎汤服。

【附注】应与石榴相区别，石榴为安石榴科植物。该科1属，2种，产于地中海至喜马拉雅地区，我国引种栽培石榴1种，为常见果树及庭院观赏树。花大而艳丽，单瓣或重瓣；外种皮肉质多浆，味酸甜，可食；果皮、根皮均入药，性温，味酸、涩；收敛固涩，驱虫。

诃子

【历史记载】原产于印度、马来西亚、缅甸等地，过去多进口。以“诃黎勒”之名，首见于《南方草木状》。《本草品汇精要》称：“道地广州者最盛，波斯舶上者良。”“诃子”之名始见于《海药本草》。

【来源】使君子科植物诃子或绒毛诃子的干燥成熟果实。

【形态特征】落叶乔木。树皮暗褐色，纵裂；小枝、叶芽和幼叶均被棕色柔毛。叶对生或近对生，革质，椭圆形或卵形，长 7 ~ 16 厘米，宽 3 ~ 8 厘米，全缘；叶基及叶柄有绿色腺体。圆锥花序顶生，密被柔毛，花小，芳香，花萼杯状，浅黄色，5 裂，内面密被毛；花冠缺；雄蕊 10，2 轮；子房下位。核果椭圆形或近圆形，形如橄榄，熟时黄棕色，有 5 棱。花期 5 ~ 6 月，果期 7 ~ 9 月。

【主产地】广州增城及广西、云南部分地区有栽培。

【性味功效】性平，味苦、酸、涩。涩肠敛肺，降火利咽。

【附注】传统中药，重要南药和藏医常用药，为多种润喉糖原料之一；其干燥幼果为藏青果，功效为清热、生津、解毒、涩肠、杀虫。

野牡丹

【栽培简史】原产于我国台湾、福建、广东、广西以及中南半岛各国，自然生长于海拔 50 ~ 300 米的湿润之地以及河边灌丛中。

【植物基源】野牡丹科植物野牡丹，以根、叶入药。秋季挖根，洗净切片，晒干。夏秋采叶，鲜用或晒干研粉。

【形态特征】直立灌木，高 1 ~ 1.5 米，枝条有平伏的淡褐色鳞片。叶对生，卵形，长4 ~ 10厘米，两面有毛，主脉5 ~ 7条。花1 ~ 5朵生于分枝上部叶腋，粉红色；花瓣 5，长约 3 厘米；雄蕊 10，二型，5 枚较大的紫色，5 枚较小的黄色。夏、秋至冬初开花。蒴果近球形，长 1 ~ 1.5 厘米。种子秋至冬季成熟。

【经济价值】花大，色彩鲜艳，花期长，是我国亚热带地区的乡土树种，为美丽的观花植物，可用于列植或丛植，美化园林。

【药用价值】其根、叶为岭南常用草药，性平，味涩；收敛止泻，消食健胃，止血，止痛；民间常用来治疗消化不良、痢疾、腹泻、便血及外伤出血等。

【附注】酸性土壤的指示植物之一。

第四章 心血管系统疾病

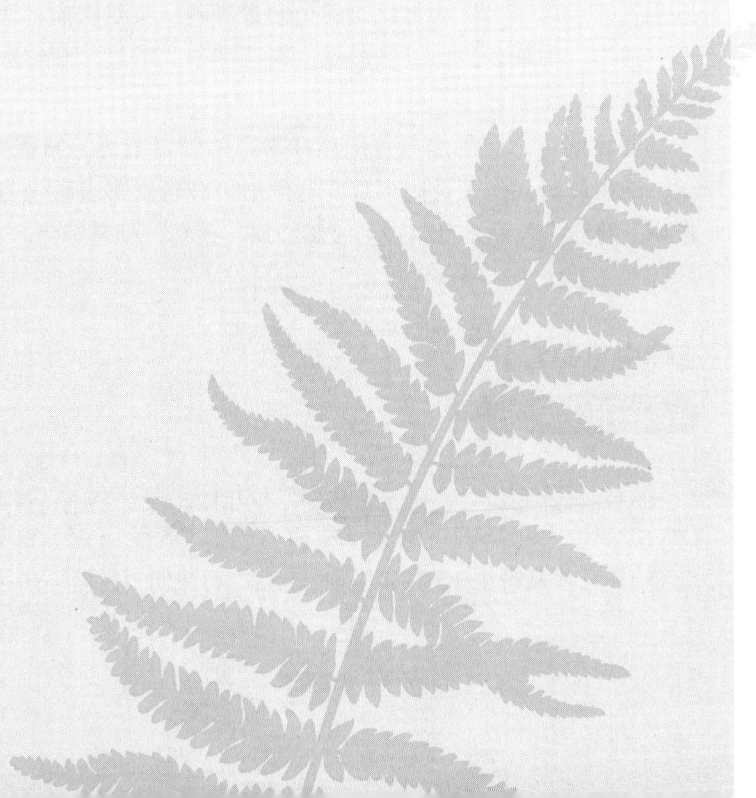

高血压

随着人们医疗卫生保健意识的不断提高，大家对自己的健康越来越关心。高血压是世界最常见的心血管疾病，常引起心、脑、肾等脏器的并发症，严重危害着人类的健康。高血压是一种以动脉压升高为特征，可伴有心脏、血管、脑和肾脏等器官功能性或器质性改变的全身性疾病，它有原发性高血压和继发性高血压之分。高血压发病的原因很多，可分为遗传和环境两个方面。在未用抗高血压药情况下，如果收缩压≥ 139mmHg（1mmHg=0.133kPa）和 / 或舒张压≥ 89mmHg，则按血压水平将高血压分为 1 级、2 级、3 级。收缩压≥ 140mmHg 和舒张压 <90mmHg 单列为单纯性收缩期高血压。高血压是西医的病名，中医里面没有这个名称，但自古对“高血压”的症状有很多的描述，如“眩晕”“头痛”“肝风”等。不论是分析病因还是从治疗角度上，中医认为，高血压主要和肾、肝、脾三个脏器密切相关。

【中医术语解释】

平肝潜阳：治疗阴虚而肝阳上亢的方法。临床用牡蛎、生龙骨、生石决明、珍珠母、磁石、代赭石等质重镇坠的药物以收敛虚阳。

肝阳上亢：病证名。又称肝阳上逆，肝阳偏旺。多因肝肾阴虚，水不涵木，肝阳亢逆无所制，气火上扰。症见眩晕耳鸣，头目胀痛，面红目赤，急躁易怒，心悸健忘，失眠多梦，腰膝酸软，口苦咽干，舌红，脉细数等。治宜平肝潜阳，滋阴降火。

肝肾阴虚：肝阴虚与肾阴虚并举则为肝肾阴虚，常因肾阴虚而影响肝阴不足，或由肝阴耗伤及肾阴形成肝肾阴虚。肝肾虚常表现为目花、目干、易疲劳、肢麻、胁隐痛等症；肾阴虚则腰膝酸痛、遗精、耳鸣等症。

【岭南单验方】

1. 肝阳上亢型

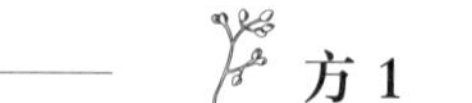

方 1

组成：天麻 15 克、钩藤（后下）15 克、黄芩 15 克、白芍 15 克、牛膝 10 克、杜仲 12 克、桑寄生 15 克、生地 15 克、石决明（先煎）30 克、首乌藤 15 克。

用法：水煎服，每日一剂，分 2 次服。

适应证：眩晕耳鸣，头痛且胀，遇劳、恼怒加重，肢麻震颤，失眠多梦，急躁易怒，舌红苔黄，脉弦。

方 2

组成：余甘子根 30 克。

用法：水煎服，每日一剂，分 2 次服。

适应证：眩晕头痛，急躁易怒，面红目赤，失眠多梦，舌质红，苔黄，脉弦。

方 3

组成：长春花 15 克。

用法：水煎服，每日一剂，分 2 次服。

适应证：头痛眩晕，心悸多梦，口苦不适，舌质红，苔黄，脉弦。

方 4

组成：牛膝 12 克、广地龙 15 克、海藻 30 克（另包水洗）、夏枯草 30 克。

用法：水煎服，每日一剂，分 2 次服。

适应证：眩晕头痛，伴有情绪易怒，心悸失眠，舌质红，苔黄，脉弦。

2. 肝肾阴虚型

方 1

组成：生地 20 克、枸杞子 15 克、沙参 9 克、麦冬 9 克、当归 9 克、川楝子 5 克。

用法：水煎服，每日一剂，分 2 次服。

适应证：头晕耳鸣，腰膝酸软，眼睛干涩，视物模糊，口咽干燥，舌质红，苔少，脉细数。

方 2

组成：决明子 20 克、枸杞子 12 克、菟丝子 12 克、女贞子 15 克、金樱子 9 克、沙苑子 12 克、桑椹子 12 克。

用法：水煎服，每日一剂，分 2 次服。

适应证：眩晕久发，视力减退，两目干涩，少寐健忘，心烦口干，耳鸣，神疲乏力，腰酸膝软，遗精，舌红苔薄，脉弦细。

方3

组成：桑寄生30克，苦丁茶、草决明各15克，钩藤12克，荷叶9克。

用法：水煎服，每日一剂，分2次服。

适应证：体型肥胖，眩晕耳鸣，伴有腰膝酸软、肢体麻木，舌质红，苔少，脉细数。

3. 痰湿中阻型

方1

组成：半夏10克、化橘红15克、天麻10克、白术12克、茯苓12克、甘草3克、生姜2片、大枣3枚。

用法：水煎服，每日一剂，分2次服。

适应证：常用于偏胖、血糖偏高、血脂偏高的高血压病人。症见眩晕，头重如裹，视物旋转，胸闷作恶，呕吐痰涎，食少多寐，苔白腻，脉弦滑。

方2

组成：黄芪30克、代赭石30克（先煎）、决明子20克、党参15克、茯苓15克、法半夏12克、广陈皮6克、白术9克、甘草10克。

用法：水煎服，每日一剂，分2次服。

适应证：头重如裹，胸脘痞满，胸口闷塞，乏力倦怠，浑身困倦，舌体较胖且有齿印，苔腻，脉弦滑。

4. 瘀血阻络型

方1

组成：川芎10克、地龙10克、生地15克、丹参15克、红花10克、赤芍15克、葛根15克、山楂15克、桃仁10克、牛膝10克、生甘草5克。

用法：水煎服，每日一剂，分2次服。

适应证：常见于高血压合并冠心病或高血压合并心脏病的患者。症见胸闷胸痛，痛为刺痛、痛处固定，心慌、心悸、四肢发麻、口舌青紫，舌质暗或有紫色，脉细涩，或有早搏。

方2

组成：广地龙12克、柴胡10克、葛根15克、丹参15克、杭菊15克、桑枝 15 克、牡丹皮 12 克、赤芍 10 克、红花 12 克、薄荷 6 克。

用法：水煎服，每日一剂，分 2 次服。

适应证：高血压伴胸闷胸痛，痛为刺痛、痛处固定，伴有心慌、心悸、四肢发麻、口舌青紫，舌质暗或有紫色，脉细涩，或有早搏。

【岭南药集锦】

苦丁茶

【历史记载】《本经逢原》。

【植物基源】主要为冬青科植物枸骨和大叶冬青的叶。

【形态特征】常绿乔木，高达 15 米，直径约 60 厘米。树皮赭黑色或灰黑色，粗糙有浅裂，枝条粗大，平滑，新条有角棱。叶革质而厚，螺旋状互生，长椭圆形或卵状长椭圆形。先端锐尖，或稍圆，基部钝，边缘有疏齿，上面光泽，下面有主脉突起。聚伞花序，多数密集在前年度叶腋，雄花序 1 ~ 3 朵，雌花序则仅有 1 花；苞卵形，多数；萼 4 裂，裂片卵形，有缘毛，黄绿色；花瓣 4，椭圆形，基部愈合，其长为萼之 3 倍；雄花有雄蕊 4，较花瓣为长，花丝针形，药卵形，中央有退化子房，两性花中雄蕊与花瓣等长；子房球状卵形。核果球形，成熟后红色，有残留花柱；分核 4 颗，有 3 棱。花期 4 月，果熟期 11 月。

【主产地】分布于湖北、湖南、广东、广西。

【性味功效】味甘、苦，性寒。疏风清热，明目生津。主治风热头痛、齿痛、目赤、聤耳、口疮、热病烦渴、泄泻、痢疾。

广地龙

【历史记载】始载于《神农本草经》。

【植物基源】钜蚓科动物参环毛蚓、通俗环毛蚓、威廉环毛蚓或栉盲环毛蚓的干燥体。

【形态特征】参环毛蚓：体较大，长 110 ~ 380 毫米，宽 5 ~ 12 毫米。体背部灰紫色，腹面稍淡。前端较尖，后端较圆，长圆柱形。头部退化，口位在体前端。全体由 100 多个体节组成。每节有一环刚毛，刚毛圈稍白。第 14 ~ 16 节结构特殊，形成环带，无刚毛。雌性生殖孔 1 个位于第 14 节腹面正中，雄性生殖孔 1 对位于第 18 节腹面两侧，受精囊孔 3 对位于 6 ~ 7、7 ~ 8、8 ~ 9 节间。

威廉环毛蚓：体长 96 ~ 150 毫米，宽 5 ~ 8 毫米。背面青黄色或灰青色，背中浅深青色。环带占 14 ~ 16 三节，无刚毛。身体上刚毛较细，前端腹面并不粗而疏。雄性生殖孔在 18 节两侧一浅交配腔内，陷入时呈纵裂缝，内壁有褶皱，褶皱间有刚毛 2 ~ 3 条，在腔底突起上为雄孔，突起前面通常有孔头突。受精囊孔 3 对，在 6 ~ 7、7 ~ 8、8 ~ 9 节间，孔在一横裂中的小突起上，无受精囊腔。8 ~ 9、9 ~ 10 节间缺隔膜，盲肠简单。受精囊的盲管内端 2/3 在平面上，左右弯曲，为纳精囊。

通俗环毛蚓：本种身体大小、色泽及内部构造与威廉环毛蚓相似。唯受精囊腔较深广，前后缘均隆肿，外面可见腔内大小乳突各一。雄交配腔亦深广，内壁多皱纹，有平顶乳突 3 个，位置在腔底，有一突为雄孔所在处，能全部翻出，一如阴茎。

【主产地】生活于潮湿疏松之泥土中，行动迟缓。以富含有机物的腐殖土为食。主产于广西、广东、福建等省区。

【性味功效】性寒，味咸。清热定惊，通络，平喘，利尿。

【附注】参环毛蚓含有很高的粗蛋白，是家畜家禽及多种特种经济动物的优质饲料。

冠心病

冠心病全称冠状动脉粥样硬化性心脏病，是指冠状动脉发生粥样硬化时，斑块隆起，突入血管腔，造成冠状动脉管腔狭窄，血流量减少，甚至完全中断，引起心肌局部缺血、缺氧而产生的一组疾病，故又称缺血性心脏病，是威胁中老年人生命健康的重要心系病证之一。随着现代社会生活方式及饮食结构的改变，冠心病发病有逐渐增加的趋势。该病的发病率随年龄的增长而逐步上升，一般在 40 岁以上开始发病，50 岁以后明显，男性患病较女性多。本病属中医“胸痹”“真心痛”范畴，其病位以心、肾、脾为主，属本虚标实之证。本虚以脏气亏虚为主，标实以血瘀痰阻为多见。统计发现，在人体 10 种基本体质中，岭南地区最常见的体质类型为痰湿质，其次为湿热质，这与岭南地区以“湿”为主的气候特征不谋而合。在临床痰湿体质者冠心病的发生率远远高于非痰湿体质者。

【中医术语解释】

胸痹：以胸部憋闷、疼痛，甚则胸痛彻背，短气，喘息不得卧等为主要表现的一种疾病。其病因多与寒邪内侵、饮食不当、情志波动、年老体虚等有关。

真心痛：病名。胸痹的进一步发展。《灵枢·厥病》："真心痛，手足青至节，心痛甚，旦发夕死，夕发旦死。"症见心痛剧烈，严重则持续不解，伴有汗出、肢冷、面白、唇紫、手足青，脉微细或结代等危重证候。

【岭南单验方】

1. 痰浊闭阻

方 1

组成：瓜蒌 15 克、薤白 10 克、半夏 10 克、枳实 10 克、广陈皮 10 克、石菖蒲 10 克、桂枝 10 克、茯苓 15 克。

用法：水煎服，每日一剂，分 2 次服。

适应证：胸闷重而心痛轻，痰多气短，遇阴雨天而易发作或加重，伴有倦怠乏力，纳呆便溏，口黏，恶心，苔白腻或白滑，脉滑。

方 2

组成：泽泻 500 克。

用法：加水煎熬，去渣，加炼蜜 250 克成膏，每服 2 匙，日服 2 次。

适应证：形体肥胖，水肿明显，咳吐痰涎，苔白腻或白滑，脉滑。

方 3

组成：瓜蒌仁 10 克、薏苡仁 20 克、冬瓜仁 30 克。

用法：水煎服，每日一剂，分 2 次服。

适应证：冠心病痰浊壅塞者。症见胸闷明显，伴有倦怠乏力，纳呆便溏，嗜睡恶心，苔白腻或白滑，脉滑。

2. 气滞心胸

方 1

组成：枳壳 10 克、柴胡 10 克、白芍 15 克、香附 10 克、川芎 6 克、广陈皮 10 克、甘草 10 克、郁金 10 克。

用法：水煎服，每日一剂，分 2 次服。

适应证：心胸满闷不适，隐痛阵发，痛无定处，时欲太息，遇情志不遂时容易诱发或加重，或兼有脘腹胀闷，得嗳气或矢气则舒，苔薄或薄腻，脉细弦。

方 2

组成：木香 10 克、砂仁 10 克、广陈皮 10 克、丹参 10 克、郁金 10 克。

用法：水煎服，每日一剂，分 2 次服。

适应证：胸满隐痛，或兼有脘腹胀痛，呕吐泄泻，苔腻，脉细弦。

3. 寒凝心脉

方 1

组成：桂枝 10 克、细辛 3 克、当归 10 克、芍药 10 克、甘草 10 克、丹参 10 克、通草 10 克。

用法：水煎服，每日一剂，分 2 次服。

适应证：突然心痛如绞，或感寒加重，心悸气短，畏寒明显，苔薄白，脉沉紧或促。多因气候骤冷或感寒而发病或加重。

方 2

组成：山柰、细辛、丁香各 20 克，乳香、没药、冰片各 10 克。

用法：共为末，以温开水送服，每服 3 克，每日 2 次。

适应证：冠心病寒疑心脉者，感寒痛甚，心悸气短，形寒肢冷，冷汗自出。

方 3

组成：全瓜蒌、薤白各 12 克，白酒适量。

用法：水煎服，每日一剂，分 2 次服。

适应证：喘息咳唾，胸痛不适，短气，寸口脉沉而迟，关上脉紧而数。

4. 瘀血痹阻

方 1

组成：桃仁 15 克、红花 10 克、川芎 10 克、赤芍 10 克、牛膝 10 克、柴胡 6 克、桔梗 10 克、枳壳 10 克、甘草 6 克、当归 10 克、生地 10 克。

用法：水煎服，每日一剂，分 2 次服。

适应证：心胸疼痛剧烈，如刺如绞，痛有定处，甚则心痛彻背、背痛彻心，伴有胸闷，日久不愈，可因暴怒而加重，舌质暗红，或紫暗，有瘀斑，舌下瘀筋，苔薄，脉涩或结、代、促。

方 2

组成：**降香** 12 克，红花、赤芍、丹参、川芎各 15 克。

用法：水煎服，每日一剂，分 2 次服。

适应证：心胸疼痛加剧，痛有定处，痛引肩背，伴有周身疼痛，舌质暗红，或紫暗，有瘀斑，舌下瘀筋，苔薄，脉涩。

方 3

组成：郁金 15 克、**降香** 9 克、当归 10 克、赤芍 12 克、丹参 15 克、红花 10 克、桃仁 10 克、山楂 25 克、川芎 12 克。

用法：水煎服，每日一剂，分 2 次服。

适应证：心胸疼痛如刺，甚则心痛彻背、背痛彻心，伴有失眠多梦，舌质暗红，或紫暗，有瘀斑，舌下瘀筋，苔薄，脉涩。

5. 心气不足

方 1

组成：人参 10 克、黄芪 30 克、肉桂 10 克、甘草 10 克。

用法：水煎服，每日一剂，分 2 次服。

适应证：心胸阵阵隐痛，动则益甚，心中动悸，神疲懒言，面色苍白，纳呆便溏，口黏，恶心，咳吐痰涎，苔白腻或白滑，脉细缓。

方 2

组成：五指毛桃 50 克、化橘红 6 克、枳实 6 克、法半夏 10 克、竹茹 10 克、白术 15 克、茯苓 15 克、党参 18 克、山楂 15 克、甘草 5 克。

用法：水煎服，每日一剂，分 2 次服。

适应证：心胸隐痛，胸闷气短，劳累后加重，倦怠乏力，舌质淡红，舌体胖且边有齿痕，苔薄白，脉细缓或结代。

方 3

组成：灵芝 20 克、三七末 3 克。

用法：先煎灵芝 1 小时，取汁送田七末，每日 1 次，30 天为 1 疗程，连用 2 ~ 3 个疗程。

适应证：心胸隐隐疼痛，遇劳则甚，神疲乏力，舌质淡红，舌体胖且边有齿痕，苔薄白，脉细缓或结代。

6. 心阴亏损

方 1

组成：生地 15 克、玄参 10 克、天冬 10 克、麦冬 10 克、丹参 10 克、当归 10 克、人参 10 克、茯苓 15 克、柏子仁 10 克、酸枣仁 10 克、五味子 5 克、远志 10 克、桔梗 10 克。

用法：水煎服，每日一剂，分 2 次服。

适应证：心胸疼痛时作，心悸怔忡，五心烦热，口燥咽干，潮热盗汗，舌红少苔，苔薄或剥，脉细数或结代。

方 2

组成：制首乌 15 克，郁金 12 克，生熟地各 15 克，麦冬 12 克，枸杞子 12 克，山萸肉 9 克，当归、白芍、丹参各 10 克。

用法：水煎服，每日一剂，分 2 次服。

适应证：心胸隐痛，心悸怔忡，腰膝酸软，五心烦热，口燥咽干，潮热盗汗，舌红少苔，脉细数或结代。

7. 心阳不振

组成：人参 10 克、炮附子 10 克、肉桂 6 克、熟地黄 10 克、山药 20 克、枸杞子 10 克、杜仲 10 克、山茱萸 10 克、炙甘草 10 克。

用法：水煎服，每日一剂，分 2 次服。

适应证：病程时间较长，胸闷或心痛较著，气短，心悸怔忡，自汗，动则更甚，神倦怯寒，面色㿠白，四肢欠温或肿胀，舌质淡胖，苔白腻，脉沉细迟。

【岭南药集锦】

降香

【别名】降真香、紫降香、花梨母。

【来源】本品为豆科植物降香檀树干和根的干燥心材。

【形态特征】本品呈类圆柱形或不规则块状。表面紫红色或红褐色，切面有致密的纹理。质硬，有油性。气微香，味微苦。

本品粉末棕紫色或黄棕色。具缘纹孔导管巨大，完整者直径约至 300 微米，多破碎，具缘纹孔大而清晰，管腔内含红棕色或黄棕色物。纤维成束，棕红色，直径

8 ~ 26 微米，壁甚厚，有的纤维束周围细胞含草酸钙方晶，形成晶纤维，含晶细胞的壁不均匀木化增厚。草酸钙方晶直径 6 ~ 22 微米。木射线宽 1 ~ 2 列细胞，高至 15 米，细胞壁稍厚，纹孔较密。色素块红棕色、黄棕色或淡黄色。

【生境与分布】生于中海拔地区的山坡疏林中、林边或村旁。台湾、福建、广东、海南、广西等地引种栽培。

【性味功效】辛；温；无毒；活血散瘀，止血定痛，降气，辟秽。主治胸胁疼痛，跌打损伤，创伤出血，以及寒疝疼痛或秽浊内阻之呕吐腹痛。

心律失常

心脏好比一台水泵，不停地为全身各个器官提供氧气和营养，并把代谢后的废物和毒素带走。可以说，人的生命建立在心脏正常跳动的基础上。心律失常是心血管疾病中的一种疾病，指的是心律起源部位、心搏频率、节律以及冲动传导等任一项出现异常，并使心脏活动的频率和节律发生紊乱的病理现象，也称为心律紊乱或心律不齐，可以和其他的心血管病一起发作，也可以单独发病。导致心律失常的原因较为复杂，常见于冠心病、风心病、心肌病、高心病、肺心病等以及电解质紊乱、内分泌失常、麻醉、低温、胸腔和心脏手术、药物作用和中枢神经系统疾病等，还有部分原因不明。心律失常的临床表现多样，有的无任何自觉症状，只是心电检查异常；有些患者仅有轻度不适，如偶感心悸等；而有些病情较重，发作时患者有头昏、眼花、晕厥，甚至死亡。心律失常属中医“惊悸”“怔忡”“眩晕”“厥证”等范畴。其基本病机为因痰浊、瘀血、气滞等使气机逆乱致心神不安，或因气、血、阴、阳之虚损使心失养所致。

【中医术语解释】

惊悸：常由外因导致，或因惊恐，或因情志原因，出现心悸、时发时止，全身状态较好，病势浅而发病时间短暂。

怔忡：多由内因引起，并无外惊。自觉心中剧烈跳动不适，稍劳即发，全身状态较差，病情较重。

水饮凌心：水气影响心脏的病变。由于脾肾阳虚，气化障碍，水液停留体内，不能正常排泄，产生痰饮、水肿等水气病时，当水气上逆，停聚胸膈、阻碍心阳时，可使心阳不振、“心气不宁”，出现心悸、气促等症状，称为水饮凌心。

脉结代：脉跳动时有间歇，止有定数，即几跳一停者为代脉，多为脏气虚衰所致；脉有间歇，但止无定数者为结脉，多由邪气阻滞脉络所致。

【岭南单验方】

1. 心胆虚怯

方 1

组成：党参 20 克、茯苓 15 克、茯神 15 克、远志 10 克、石菖蒲 12 克、龙齿 30 克、龙骨 30 克。

用法：蜜制小丸，朱砂为衣，一次服 5 克，一日服 3 次。

适应证：自觉心悸不适，时作时息，并有善惊易恐，坐卧不安，甚则不能自主兼见气短神疲，惊悸不安，舌淡苔薄，脉细数。

方 2

组成：淮小麦 30 克、炙甘草 9 克、大枣 15 枚。

用法：水煎服，每日一剂，分 2 次服。

适应证：自觉惊悸不安，善惊易恐，坐卧不安，喜悲伤欲哭，舌淡苔薄，脉细数。

方 3

组成：**白茅根** 15 克、石菖蒲 10 克、天竺黄 9 克、钩藤 12 克、忍冬藤 12 克、龙骨 20 克、牡蛎 20 克、茯神 15 克、磁石 15 克、生白芍 15 克。

用法：水煎服，每日一剂，分 2 次服。10 天为一疗程。

适应证：心悸不宁，善惊易恐，坐卧不安，少寐多梦而易惊醒，食少纳呆，恶闻声响，苔薄白，脉细略数或细弦。

2. 心脾两虚

方 1

组成：黄芪 25 克、当归 10 克、云苓 15 克、枣仁 10 克（打碎）、远志 10 克、炙甘草 10 克、广陈皮 10 克、广木香 10 克、白芍 10 克、龙眼肉 15 克。

用法：水煎服，每日一剂，分 2 次服。

适应证：心悸头晕目眩，纳差乏力，失眠多梦，舌淡，脉细弱。

方 2

组成：鲜龙眼 500 克。

用法：去壳去核，放入碗中，加白糖，反复上蒸 3 次，至色泽变黑，将变黑的龙眼拌白糖少许，装入瓶中，每次吃龙眼肉 4 ～ 5 粒，每天 2 次。

适应证：心悸伴有头目眩晕，倦怠乏力，失眠明显，舌淡，脉细弱。

方 3

组成：酸枣仁 10 克、芡实 12 克、龙眼肉 6 克。

用法：水煎服，每日一剂，分 2 次睡前服食。

适应证：心悸明显，失眠多梦，饮食减少，倦怠乏力，舌淡，脉细弱。

3. 阴虚火旺

方 1

组成：酸枣仁 15 克、柏子仁 10 克、当归 10 克、天冬 9 克、麦冬 10 克、生地 15 克、人参 10 克、丹参 9 克、玄参 10 克、茯苓 12 克、五味子 8 克、远志肉 9 克、桔梗 8 克。

用法：水煎服，每日一剂，分 2 次服。

适应证：心悸不宁，心烦少寐，头晕目眩，手足心热，耳鸣腰酸，遗精盗汗，舌红，脉细数。

方 2

组成：西洋参片 3 ～ 5 克。

用法：泡茶常饮。

适应证：心悸不安，倦怠乏力，头晕目眩，手足心热，舌红少苔，脉细数。

4. 心脉瘀阻

方 1

组成：桃仁 9 克、红花 9 克、丹参 15 克、川芎 9 克、赤芍 12 克、生地 12 克、当归 9 克、延胡索 9 克、香附 9 克、郁金 6 克。

用法：水煎服，每日一剂，分 2 次服。

适应证：心悸不安，胸闷不舒，心痛时作，痛如针刺，唇甲青紫，气短乏力，咳痰多，舌暗，脉沉细或结代。

方 2

组成：万年青 25 克。

用法：将万年青加水 150 毫升，煎至 50 毫升，滤出汁。反复两次。将两次的汁混合，加入红糖，每日一剂，分 3 次服，连用 1 周。

适应证：心痛时作，痛如针刺，唇甲青紫。

5. 心阳不振

方 1

组成：桂枝 12 克、炙甘草 9 克、龙骨 30 克（先煎）、牡蛎 30 克（先煎）、附片 9 克、干姜 3 克、党参 15 克、麦冬 12 克。

用法：水煎服，每日一剂，分 2 次服。

适应证：心悸不安，胸闷气短，面色苍白，形寒肢冷，舌质淡白，脉虚弱。

方 2

组成：桂枝 10 克、炙甘草 6 克。

用法：水煎代茶饮。

适应证：心悸不适，伴有畏寒肢冷，舌质淡白，脉虚弱。

方 3

组成：麻黄 10 克、附片 10 克、细辛 3 克。

用法：水煎服，每日一剂，分 2 次服。

适应证：心悸怔忡，伴有面色苍白，形寒肢冷，舌质淡白，脉虚弱。

6. 水饮凌心

组成：茯苓 12 克、桂枝 9 克、白术 6 克、炙甘草 6 克、半夏 10 克、广陈皮 10 克、生姜 3 片。

用法：水煎服，每日一剂，分 2 次服。

适应证：心悸眩晕，胸脘痞满，形寒肢冷，小便短少，或下肢浮肿，恶心吐涎，苔白滑，脉弦滑。

7. 痰火扰心

方 1

组成：川黄连 6 克、竹茹 9 克、枳实 9 克、半夏 9 克、陈皮 6 克、甘草 3 克、生姜 2 片、茯苓 9 克。

用法：水煎服，每日一剂，分 2 次服。

适应证：心悸时发时作，受惊易作，胸闷烦躁，失眠多梦，口干苦，大便秘结，小便短赤，舌红，苔黄腻，脉弦滑。

方 2

组成：莲子心 1.5 克。

用法：每日用干莲子心 1.5 克，开水冲泡代茶饮。

适应证：心悸时发时作，心烦失眠，口干口苦，舌红，苔黄腻，脉弦滑。

方 3

组成：荸荠 60 克、海蜇 50 克。

用法：水煎服，每日一剂，分 2 次服。

适应证：心悸时发时作，胸闷烦躁，失眠多梦，口干苦，大便秘结，小便短赤，舌红，苔黄腻，脉弦滑。

【岭南药集锦】

白茅根

【别名】兰根、寒草根、丝毛草根、地筋、甜根。

【来源】禾本科植物白茅的干燥根茎。

【形态特征】多年生草本，高 20 ~ 100 厘米。根状茎白色，匍匐横走，密生鳞片。秆丛生，直立，圆柱形，光滑无毛，基部被多数老叶及残留的叶鞘。叶线形或线状披针形；根出叶长几乎与植株相等。茎生叶较短，宽 3 ~ 8 毫米，叶鞘褐色，无毛。圆锥花序紧缩呈穗状，顶生，圆筒状，长 5 ~ 20 厘米，宽 1 ~ 2.5 厘米；小穗披针形或长圆形，成对排列在花序枝轴上，其中一小穗具较长的梗，另一小穗的梗较短；花两性，每小穗具 1 花，基部被白色丝状柔毛；雄蕊 2，子房上位，柱头羽毛状。颖果椭圆形，暗褐色，成熟的果序被白色长柔毛。花期 5 ~ 6 月，果期 6 ~ 7 月。

【生境与分布】生长于路旁向阳干草地或山坡上。全国大部分地区有分布。

【性味功效】味甘，性寒。清热生津，凉血止血，利尿通淋。

【附注】白茅根始载于《本草经集注》，《神农本草经》《名医别录》《新修本草》皆以“茅根”名之。为常用中药。为“邓老凉茶”组分之一。

第五章 肝胆疾病

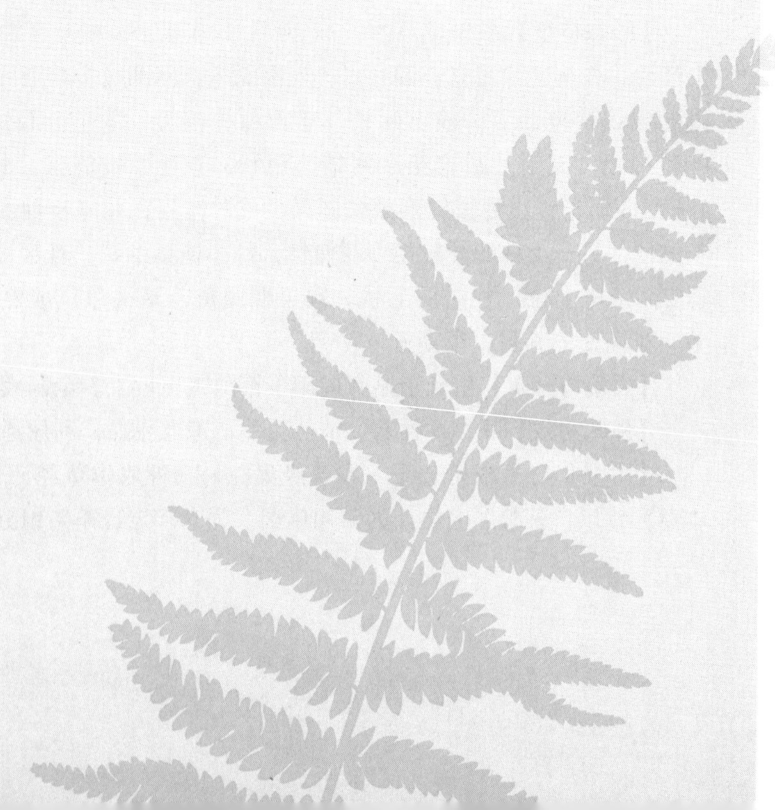

病毒性肝炎

病毒性肝炎由多种肝炎病毒引起，在我国多发，具有传染性强、传播途径复杂、流行面广泛、发病率较高等特点。根据受感染的病毒类型差异，可以将肝炎分成甲型、乙型、非甲非乙型、甲乙混合型（即甲型和乙型同时发病）以及由巨细胞病毒引起的病毒性肝炎。其中乙肝与丙肝可进一步发展为肝硬化或肝癌，严重危及生命。病毒性肝炎属中医的“胁痛”“黄疸”“虚损”“急黄”“瘟黄”等范畴。其病位在肝，与胆、脾、胃、肾等脏腑相关。外由感受疫毒湿热之邪所致，内为正气虚弱所致。急性肝炎和慢性肝炎是根据黄疸的有无、病情的轻重和病程的长短来划分的。急性肝炎以实证为主，主要是感受湿热邪毒，郁结脾胃，熏蒸肝胆，阻滞气机所致。慢性肝炎多虚实夹杂，主要是外邪不散，肝脾不和，肝肾亏虚，脉络瘀阻所致。重症肝炎病候危重，主要是疫毒炽盛，邪热内闭，元气欲脱所致，主要临床表现为食欲减退、恶心、厌食油腻、乏力、肝脏肿大及肝功能异常等，部分病人可出现发热和黄疸，极少数病人表现为重症肝炎。

【中医术语解释】

黄疸：以身黄、目黄、小便黄为主症。由脾胃湿邪内蕴，肠胃失调，胆液外溢引起。临床上分为阳黄和阴黄两大类。

急黄：因脾胃素有积热，湿热之毒炽盛，灼伤津液，内陷营血，邪入心包所致，为阳黄的重证。其特点是发黄急骤，身目呈红黄色，高热烦渴，胸满腹胀，神昏谵语，衄血便血，或出斑疹，舌绛，苔黄燥，脉弦滑数。

瘟黄：由于感受湿热时毒，毒盛化火，深入营血所致。临床表现有身目呈红黄色、高热神昏、烦渴、腹胀、胁痛、衄血便血，或发斑疹、舌绛苔黄燥等。类于急性黄疸型传染性肝炎、黄疸型钩端螺旋体病等。

【岭南单验方】

1. 湿热蕴蒸

方 1

组成：茵陈 30 克，虎杖、板蓝根、车前草、茯苓各 15 克，栀子、大黄、黄柏、枳壳、竹茹各 10 克。

用法：水煎服，每日一剂，分 2 次服。

适应证：身目俱黄，黄色鲜明，发热口渴，纳呆厌油，恶心呕吐，胁痛腹胀，大便秘结，小便黄赤，肝脏肿大，触痛明显，舌红，苔黄腻，脉弦数。多见于急性黄疸型肝炎。

方 2

组成：**岗松** 20 克。

用法：水煎服，代茶饮用。

适应证：发热口渴，纳呆厌油，恶心呕吐，胁痛腹胀，大便秘结，小便黄赤或小便不利，肝脏肿大，触痛明显，舌红，苔黄腻，脉弦数等。

方 3

组成：虎杖 50 克、白背叶根 25 克、卷柏 25 克、地稔 25 克、大罗伞根 15 克。

用法：水煎服。每日一剂，分 2 次服。

适应证：肝区不适，高热口渴，纳呆厌油，恶心呕吐，或伴咽痛、牙痛，小便黄赤，舌红，苔黄腻，脉弦数。属病毒性肝炎者。

2. 脾虚湿阻

方 1

组成：党参 10 克、白术 15 克、茯苓 15 克、猪苓 10 克、扁豆 15 克、山药 15 克、半夏 9 克、厚朴 6 克、木香 6 克、砂仁 10 克、广陈皮 10 克、谷芽 15 克、麦芽 15 克、甘草 10 克。

用法：水煎服，每日一剂，分 2 次服。

适应证：疲乏无力，肢体困倦，胁下隐痛，饮食减少，大便溏薄，面色萎黄，舌质淡，苔腻，脉缓软。多见于慢性迁延性或活动性肝炎。

方 2

组成：生薏苡仁 30 克、赤豆 30 克。

用法：加水适量，共煮至酥，吃豆喝汤，每日 1 次。

适应证：疲乏无力，肢体困倦，或伴有水肿，胁下隐痛胀满，饮食减少，大便溏薄，面色萎黄，舌质淡，苔腻，脉缓软；各类肝炎以湿阻为主者。

3. 肝脾不和

组成：柴胡 10 克、枳实 9 克、香附 9 克、党参 12 克、白术 12 克、茯苓

12 克、薏苡仁 15 克、半夏 12 克、厚朴 6 克、川芎 6 克、白芍 9 克、甘草 6 克。

用法：水煎服，每日一剂，分 2 次服。

适应证：神情抑郁，胁肋胀满或疼痛，时喜太息，烦躁易怒，脘痞腹胀，嗳气纳呆，恶心呕吐，大便溏薄，舌苔薄白或白腻，脉弦。多见于急性无黄疸型肝炎或慢性迁延性肝炎复发。

4. 肝肾阴亏

组成：生地 12 克、枸杞子 12 克、白芍 15 克、当归 9 克、沙参 12 克、麦冬 12 克、制首乌 12 克、山茱萸 12 克、甘草 6 克。

用法：水煎服，每日一剂，分 2 次服。

适应证：右胁隐痛，形体消瘦，腰膝酸软，眩晕耳鸣，双目花糊，牙宣鼻衄时作，口干唇燥，手足心热，面红潮热，舌红少苔，脉细数。多见于慢性活动性肝炎。

5. 气血瘀滞

方 1

组成：五灵脂 9 克（包煎）、当归 9 克、川芎 9 克、桃仁 9 克、红花 6 克、丹参 15 克、赤芍 9 克、延胡索 9 克、香附 12 克、甘草 6 克。

用法：水煎服，每日一剂，分 2 次服。

适应证：胸脘胀闷，嗳气恶心，胁下积块，胁肋胀痛或刺痛，手掌色红，颈臂见蛛丝赤缕，鼻衄齿衄，面色晦滞，唇紫，舌质暗红，脉细涩。多见于慢性活动性肝炎及部分迁延性肝炎。

方 2

组成：乌蕨 15 克，虎刺根、凤尾草、过江龙各 10 克。

用法：水煎服，每日一剂，分 2 次服。

适应证：胸脘胀闷，嗳气，胁下积块，胁肋胀痛或刺痛，手掌色红，颈臂见蛛丝赤缕，鼻衄齿衄，面色晦滞，唇紫，或伴午后潮热盗汗，舌质暗红，脉细涩。多见于慢性活动性肝炎及部分迁延性肝炎。

6. 疫毒炽盛

方 1

组成：水牛角 30 克、生大黄 9 克、栀子 12 克、黄连 6 克、茵陈 15 克、黄芩 12 克、生地 12 克、玄参 12 克、丹皮 12 克、赤芍 12 克、山银花 9 克、连翘 9 克、丹参 15 克、白茅根 30 克、紫草 12 克、生甘草 6 克。

用法：水煎服，每日一剂，分 2 次服。

适应证：发病急骤，黄疸迅速加深，鲜明如金色，高热烦渴，胁肋胀痛，纳少呕吐，嗜睡，神昏谵语，极度疲乏，或兼见衄血或便血，小便深黄，舌红绛，苔黄燥，脉弦滑数或细数。多见于重症肝炎。

方 2

组成：鸡骨草 30 克、**田基黄** 30 克、旱莲草 30 克、香附 15 克、甘草 9 克。

用法：水煎服，每日一剂，分 2 次服。

适应证：起病急骤，身目呈深黄色，胁痛，伴有湿热胶着、气机郁结，苔黄，脉弦或洪大。

方 3

组成：溪黄草、白花蛇舌草、葫芦茶各 30 克。

用法：水煎服，每日一剂，分 2 次服。

适应证：发病急骤，黄疸重，脘腹胀痛，疼痛拒按，尿少便结，烦躁不安，皮下紫斑，或有腹水，舌质红绛，苔黄干燥，脉弦大或洪大。

【岭南药集锦】

岗松

【别名】岗腊（高要）、扫把枝。

【来源】桃金娘科植物岗松的干燥全株。

【形态特征】小灌木，有时为小乔木；嫩枝纤细。叶小，无柄或有短柄，狭带形或线形，长 5 ~ 15 毫米，宽约 1 毫米，先端尖，上面有沟，下面突起，有透明油腺点，干后褐色，中脉一条，无侧脉。花小，白色，单生于叶腋内；苞片早落；萼管钟形，5 裂；花瓣 5，近圆形，长约 1.5 毫米，基部狭窄成短柄；雄蕊 10；子房下位。蒴果小，长约 2 毫米；种子扁平，有角。

【生境与分布】生于山坡、灌丛及疏林中。广东及海南各地极常见。

【性味功效】性凉，味苦、涩；清热利尿，祛风止痛。

【附注】为酸性土壤指示植物。岭南草药。

田基黄

【别名】地耳草（《岭南采药录》）、雀舌草（《野菜谱》）、痧子草、降龙草、田边菊、观音莲、七寸金。

【来源】金丝桃科植物地耳草的新鲜或干燥全草。

【形态特征】一年生矮小草本，高 10 ~ 45 厘米，茎直立或平卧，略呈四方形。叶对生，无柄，卵形或卵状披针形，长 2 ~ 18 毫米，宽 1 ~ 10 毫米，基部抱茎，基出脉 1 ~ 3 条，有微小黑色腺点。花黄色，直径 4 ~ 8 毫米，萼片与花瓣均为 5；雄蕊多数，子房上位。蒴果，三瓣裂。

【生境与分布】生于田野、沟边湿地，全省各地及长江流域以南各省均有分布。

【性味功效】性平，味微甘、苦。清热解毒，消肿散瘀，健脾利水。

【附注 1】岭南民间常用草药。

【附注 2】菊科植物荔枝草亦称田基黄，又名“黄花球”，以叶入药，活血调经。生于河滩、灌丛或疏林中。我省除北部外均产。

慢性胆囊炎

慢性胆囊炎指胆囊的慢性炎症性病变。据统计，50 岁以上者多发慢性胆囊炎。本病可分为慢性胆石性胆囊炎和慢性非胆石性胆囊炎两大类。前者常反复急性发作，占本病的 70% ~ 80%；后者可无症状，或仅表现为右上腹不适、消化功能障碍等，占本病的 20% ~ 30%。慢性胆囊炎大多起病缓慢，且无典型的临床症状。患者一般表现为反复发作的右上腹或心窝部饱胀、疼痛，甚者有胆绞痛，痛引右肩背部，并发感染急性发作时可有恶寒、发热，或寒热往来。平素只感到右胁部胀痛，或心窝部饱胀。并伴有嗳气多，厌食，恶心，或见胃脘部灼热，食油腻之物即感上腹部作胀，严重时大便泄泻，以高脂餐后即发为典型表现。随着人们生活水平的提高及社会生活的变化，本病的发病率也随之上升。慢性胆囊炎属于中医学的“胁痛”范畴。

中医认为，胆为“中清之腑”，贮存与输送胆汁，“中清不浊”，以通降下行为顺，凡饮食不节，过食肥甘厚腻，或寒暑失调，情志不畅、虫积内扰等均可致肝胆气滞，湿热内阻，或肝失疏泄，横逆犯胃，肝胃不和等而形成本病。

【中医术语解释】

身热不扬：形容受湿邪阻遏的一种热象，其特点是体表初扪之不觉很热，但扪之稍久则觉灼手。

【岭南单验方】

1. 肝胃不和

方 1

组成：当归 10 克、白芍 12 克、柴胡 6 克、香附 10 克、白术 10 克、茯苓 12 克、川芎 6 克、栀子 6 克、鸡骨草 10 克、炒麦芽 15 克、甘草 5 克。

用法：水煎服，每日一剂，分 2 次服。

适应证：右上腹绞痛阵作，疼痛向肩背放射，每因情志之变动加剧，饮食减少，或有口苦嗳气、恶心呕吐，舌稍红苔腻，脉弦紧。

方 2

组成：**积雪草**（崩大碗）30 克、白檀根 30 克、枳壳 10 克、川楝子 9 克、木香 5 克。

用法：水煎服，每日一剂，分 2 次服。

适应证：右上腹疼痛明显，疼痛向肩背放射，伴有口苦恶心、胀满疼痛，或高热目赤头痛，舌红苔腻，脉弦紧，可伴湿热阻滞型黄疸。

方 3

组成：白檀根 30 克、青皮 9 克、金沙藤 15 克、茵陈 10 克。

用法：水煎服，每日一剂，分 2 次服。

适应证：右上腹绞痛阵作，与情志之变动相关，饮食减少，或有口苦咽痛、目赤肿痛、胸胁胀痛，舌红苔腻，脉弦紧，伴黄疸者。

2. 肝胆湿热

方 1

组成：茵陈 30 克、栀子 10 克、生大黄 6 克、吴茱萸 6 克、黄连 6 克、金钱草 30 克、**溪黄草** 15 克、郁金 15 克、薏苡仁 30 克。

用法：水煎服，每日一剂，分 2 次服。

适应证：持续性右上腹胀痛，起病急，阵发性加剧，腹肌紧张、拒按，常伴有心烦喜呕，口苦咽干，或高热寒战，或身热不扬，尿少色黄，大便秘结，或身目发黄，舌红苔黄或黄腻，脉弦。

方 2

组成：乌梅 250 克、虎杖 500 克、蜂蜜 1000 克。

用法：将乌梅、虎杖洗净，水浸 1 小时，再用瓦罐，加水适量，文火慢煎 1 小时，滤出头汁 500 毫升，加水再煎，滤出二汁 300 毫升；将药汁与蜂蜜入锅中，文火煎 5 分钟，冷却装瓶。每服 1 汤匙，饭后以开水冲服，日服 2 次，3 个月为一疗程。

适应证：持续性右上腹胀痛，伴有心烦，口苦咽干，身热不扬，尿少色黄，大便秘结，或身目发黄，舌质苔黄或黄腻，脉弦滑。

方 3

组成：金钱草、败酱草、茵陈各 30 克。

用法：煎汁 1000 毫升，加白糖适量服代茶饮。

适应证：持续性右上腹胀痛，伴有心烦，口苦咽干，尿少色黄，大便秘结，或伴四肢肿痛、身目发黄，舌红苔黄或黄腻，脉弦或弦滑。

3. 肝阴不足

组成：生地黄、枸杞子、沙参、麦冬、白芍、女贞子、旱莲草各 15 克，当归、川楝子、广佛手各 10 克，甘草 6 克。

用法：水煎服，每日一剂，分 2 次服。

适应证：右上腹疼痛隐隐，甚则痛引肩背，遇劳加重，口干咽燥，心中烦热，头晕目眩，舌红少苔，脉弦细数。

【岭南药集锦】

积雪草

【别名】灯盏草、破铜钱、崩大碗（广州）、钱凿菜（梅县）、马蹄金。

【来源】伞形科植物积雪草的新鲜或干燥全草。

【形态特征】多年生匍匐草本，茎纤细，节上生根。叶数片丛生，圆形或肾形，直径 2 ~ 6 厘米，边缘有钝齿，基部凹心形，掌状脉；叶柄长 5 ~ 10 厘米。

伞形花序近头状，单生或数个生于叶腋，每花序有花 3 朵，苞片 2，膜质；花 5 数，花瓣紫红色，子房下位。双悬果具 5 棱。

【生境与分布】生于草地、田埂、沟边低湿处。分布于我国长江以南各省区，广东全省各地均产。

【性味功效】性凉，味甘、微苦；清热解毒，利尿消肿。

【附注】叶片圆形或肾形，基部凹心形，如有缺口的饭碗，俗称“崩大碗”。岭南常用草药，清热、利湿、退黄。

溪黄草

【植物基源】唇形科香茶菜属植物线纹香茶菜的全草。夏秋采收，晒干；鲜品随时可采。

【形态特征】多年生柔弱草本，基部匍匐生根，具小球形块根。茎直立，四棱形，高 15 ~ 100 厘米。叶对生，卵形、阔卵形或长圆状卵形，长 1.5 ~ 8.8 厘米，宽 0.5 ~ 5.3 厘米，边缘具圆齿，两面被毛，下面布满褐色腺点，叶脉明显。聚伞花序组成圆锥花序，花萼小，长约 2 毫米，唇形，5 裂；花冠白色或粉红色，长 6 ~ 7 毫米，具紫色斑点，上唇 4 深裂，反折，下唇阔卵形，伸展；二强雄蕊，4 小坚果。花果期 8 ~ 12 月。

【主产地】产于广东西南部及南部，广西、云南、海南等省区也有分布。

【经济价值与药用价值】广东凉茶常用原料之一，味苦，性寒。清热凉血、利湿退黄，亦为岭南常用草药。

【附注】广东不同地区有多个别名，如：山熊胆（潮安、潮州、揭阳），熊胆草（潮安、潮州、澄海），风血草（揭阳、澄海），山羊血，牛血草，血见愁，血路草（潮安、潮州），山散血草（揭阳），银朱红（潮阳）等。

广佛手

【历史记载】《药物出产辨》载：“产广东肇庆六步、四会等处。”

【来源】芸香科植物佛手的干燥成熟果实。

【形态特征】常绿小乔木或灌木。老枝灰绿色，幼枝微带紫红色，有短硬刺。叶互生，革质，长圆形或倒卵状长圆形，长 8 ~ 15 厘米，宽 3.5 ~ 6.5 厘米，先端钝圆，有时微凹，基部圆或呈楔形，边缘有浅锯齿，具有透明油点；叶柄短，无翅。花杂性，单生、簇生或成总状花序；花萼杯状，4 ~ 5 裂；花瓣 4 ~ 5，白色，外面有淡紫色晕斑；雄蕊 30 ~ 50。柑果卵形或长圆形，顶端裂瓣如拳或指状，表面粗糙，橙黄色。花期 4 ~ 5 月，果期 7 ~ 11 月。

【主产地】广东肇庆、高要、四会、云浮，以及广西、四川、云南、浙江部分地区。以重庆江津、广东高要种植面积大、产量高。

【性味归经】性温，味辛、苦、酸。疏肝理气，和胃止痛。

【附注】佛手为香橼的变种，在我国栽培历史悠久。既可食用及观赏，又可提取精油。药用佛手因产地不同而名称各异。产于广东、广西者称“广佛手”；产于四川、云南者称“川佛手”；产于浙江者称“兰佛手”。

第六章 内分泌代谢系统疾病

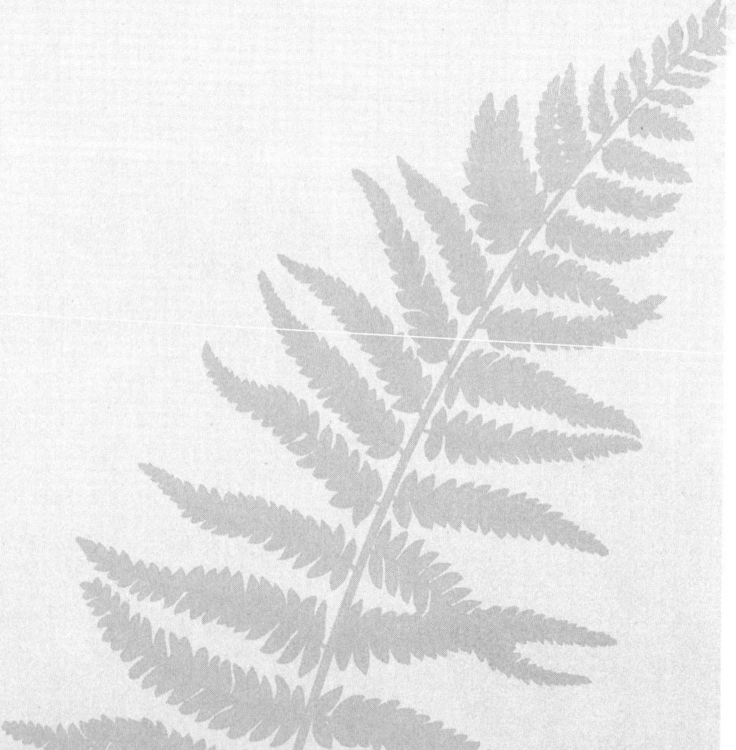

糖尿病

糖尿病是一种病因不明的内分泌-代谢疾病，以高血糖为共同、主要标志。其发病原因为胰岛素分泌绝对不足或相对不足和靶细胞对胰岛素敏感性降低，导致体内糖、蛋白质、脂肪和继发的水、电解质代谢紊乱。由于血糖过高，可在尿中检测到葡萄糖。早期无临床症状，或有食欲亢进、易饥多食等症状，往往在体检或患其他疾病时偶尔发现有少量糖尿。典型的病人有多饮、多食、多尿症状，即“三多”，早期由于多食而体态肥胖，病久则逐渐消瘦。另外，尚可出现周身乏力、四肢酸麻、外阴及全身瘙痒、视力减退、浮肿等症状。如治疗不及时，可引起酮症酸中毒、感染、心血管病等并发症。本病有遗传倾向，多发生于中年人。糖尿病的发生还与众多环境因素相关，包括热量摄取过多、活动量下降、肥胖、吸烟以及心理压力过大等等。由于本病病情复杂，治疗失时，每致迁延反复，严重者可危及生命。中医认为本病属于“消渴”的范畴。主要病变部位在肺、胃、肾，基本病机为阴津亏耗，燥热偏盛。消渴病日久，病情失控，则阴损及阳，热灼津亏血瘀，而致气阴两伤，阴阳俱虚，络脉瘀阻，经脉失养，气血逆乱，脏腑器官受损而出现疖、痈、眩晕、胸痹、耳聋、目盲、肢体麻痛、下肢坏疽、肾衰水肿、中风昏迷等兼证。

【中医术语解释】

消渴：泛指以多饮、多食、多尿、形体消瘦，或尿有甜味为特征的疾病。分上消、中消、下消三种。《证治汇补·消渴章》：“上消者心也，多饮少食，大便如常，溺多而频。中消者脾也，善渴善饥，能食而瘦，溺赤便闭。下消者肾也，精枯髓竭，引水自救，随即溺下，稠浊如膏。”

【岭南单验方】

1. 肺胃燥热

方 1

组成：黄连 3 克、天花粉 12 克、生地 12 克、玄参 12 克、麦冬 12 克、玉竹 12 克、知母 9 克、北沙参 12 克、芦根 12 克。

用法：水煎服，每日一剂，分 2 次服。

适应证：烦渴多饮，随饮随渴，咽干舌燥，多食善饥，溲赤便秘，舌红少津苔黄，脉弦数。多见于糖尿病的早期。

方 2

组成：干葛粉 150 克、天花粉 150 克、麦冬 60 克、生地 50 克、五味子 30 克、甘草 25 克，小麦 60 克。

用法：将上药（除干葛粉）共研成细末，另将干葛粉加水适量熬成糊，调入上述药末，做成药丸，晾干，贮瓶备用。每日 3 次，每次 6 ~ 9 克，以开水送服。

适应证：发热，心烦口渴，随饮随喝，咽干舌燥，多食善饥，溲赤便秘，自汗盗汗，或伴燥咳、皮肤燥痒，舌红少津苔黄，脉弦数。属肺胃燥热型糖尿病者。

方 3

组成：紫茉莉茎叶 15 克。

用法：水煎服，每日一剂，分 2 次服。

适应证：喜冷恶热，口渴喜冷饮，烦渴多饮，随饮随渴，咽干舌燥，多食善饥，小便短赤，大便干结，舌红少津苔黄，脉弦数。多见于糖尿病的早期，证属较轻者。

2. 气阴两虚

方 1

组成：黄芪 30 克、知母 9 克、葛根 9 克、五味子 6 克、山药 12 克、生熟地各 12 克、山茱萸 12 克、枸杞子 12 克。

用法：水煎服，每日一剂，分 2 次服。

适应证：乏力、气短、自汗，动则加重，口干舌燥，多饮多尿，五心烦热，大便秘结，腰膝酸软，舌淡或舌红暗，舌边有齿痕，苔薄白少津，或少苔，脉细弱。多见于糖尿病的中期。

方 2

组成：**荔枝核** 9 克。

用法：烘干研成细末，每次 3 克，每日 3 次，饭前以温水送服。

适应证：乏力，气短，口干舌燥，五心烦热，多饮多尿，形体消瘦，舌淡，苔薄白少津，或少苔，脉细弱。

方 3

组成：生地、天花粉、黄芪、山药各 30 克。

用法：水煎服，每日一剂，分 2 次服。

适应证：面色苍白，心烦不舒，口干咽燥，目涩无泪，神疲乏力，头晕肢乏，多饮多尿，食而善饥，形体消瘦，或伴有发热、便秘、燥咳舌淡或舌红暗，舌边有齿痕，苔薄白少津，或少苔，脉细弱。常用于气阴两虚型糖尿病。

3. 阴阳两虚

组成：肉桂 5 克、附子 5 克、生地 10 克、茯苓 15 克、山萸肉 10 克、山药 10 克、牡丹皮 10 克、泽泻 10 克、丹参 30 克、葛根 30 克。

用法：水煎服，每日一剂，分 2 次服。

适应证：乏力自汗，形寒肢冷，腰膝酸软，耳轮焦干，多饮多尿，混浊如膏，或浮肿少尿，或五更泄泻，阳痿早泄，舌淡苔白，脉沉细无力。多见于糖尿病病程较长者。

【岭南药集锦】

荔枝

【历史记载】始见于《南方草木状》。《海药本草》云："生岭南及波斯国。嘉州以下渝州并有。"《药物出产辩》载："产广东，以番禺、曾城、东莞为多出。"

【植物基源】无患子科植物荔枝，其叶、根、果皮、果肉、果核均可入药。

【形态特征】常绿乔木，高 8 ~ 20 米。小枝有白色小斑点和微柔毛。羽状复叶互生，小叶 2 ~ 4 对，革质，长椭圆形至长圆状披针形，长 6 ~ 15 厘米，宽 2 ~ 4 厘米，先端渐尖，基部楔形而偏斜；幼叶橙红色。圆锥花序顶生，有褐黄色短柔毛；花小，绿白色或淡黄色，杂性；花萼杯状，4 裂，密被柔毛，无花瓣；花盘肉质，环状；雄蕊 8，子房上位，密被柔毛。果实核果状，近球形，果皮干燥，较薄，有瘤状突起，熟时暗红色。种子黄褐色，假种皮白色肉质，味甜，可食。花期 2 ~ 3 月，果期 6 ~ 7 月。

【主产地】广东中部和南部常见栽培，肇庆鼎湖山有野生荔枝原种。福建、广西也有种植，福建产量较大。

【经济价值】鲜假种皮白色，肉质，味香甜，富含氨基酸及多种维生素，因色、香、味俱全，栽培历史悠久，故有"岭南佳果"之称。木材坚实致密，是上等名材；花富含蜜腺，是良好的蜜源植物。

【药用价值】种子入药，称"荔枝核"，性温，味甘，微苦；行气散结，祛寒止痛。药材呈长圆形或卵圆形，略扁，长 1.5 ~ 2.5 厘米，直径 1 ~ 1.5 厘米，表面棕红色或紫棕色，平滑，有光泽，一端有类圆形黄棕色种脐。

【附注】荔枝是我国南部和东南部的著名果树之一，栽培历史悠久。其栽培品种极多，广东较优质的有糯米糍、挂绿、桂味、怀枝等。

痛风

痛风又被称为“帝王将相病”“富贵病”，常见于中年及以上的男性。在古代一般只有达官贵人容易得通风，当今人类的物质生活水平已大大超过帝王将相时代，痛风不再是达官显贵的专利，而逐渐发生在寻常百姓身上，成为流行疾病之一。痛风是由于机体嘌呤代谢紊乱，导致患者关节出现炎症。嘌呤代谢产物尿酸在血液和组织中积聚，特别是在关节及其周围的软组织沉积，引起过敏性炎症，且有复发性倾向。不同时期有相应的临床表现，无症状期仅血尿酸升高；急性关节炎期常于夜间发作，突感大脚趾、四肢关节、手指等处剧痛，关节有红、肿、热、痛炎性表现，持续数日可缓解或消退；慢性期表现发作频繁，持续时间长，受累关节增多，痛风结石侵蚀骨质可致骨骼畸形，病人还可伴慢性肾功能不全、冠心病及脑动脉硬化等病。中医将其归入“痹证”范围，认为本病的发生主要由于过食膏粱厚味，湿热内蕴，风邪外袭，湿热风邪留滞于肢体、经络，使气血郁滞不通所致。

【中医术语解释】

痹证：因风、寒、湿、热等外邪侵袭人体，闭阻经络而导致气血运行不畅的病证。主要表现为肌肉、筋骨、关节等部位酸痛或麻木、重着、屈伸不利，甚或关节肿大灼热等。

脾肾阳虚：是指脾肾两脏阳气亏虚所表现的证候。多由久病、久泻或水邪久停，导致脾肾两脏阳虚而成。

【岭南单验方】

1. 风湿热痹

方 1

组成：苍术 12 克、黄柏 12 克、牛膝 12 克、薏苡仁 30 克、海桐皮 12 克、桑枝 30 克、威灵仙 12 克。

用法：水煎服，每日一剂，分 2 次服。

适应证：足趾关节红肿热痛，或游走痛，或有发热、汗出、烦热、咽痛，舌红苔薄，脉弦数。

方 2

组成：土茯苓 30 克。

用法：水煎服，日一剂，分 2 次服。

适应证：足趾关节红肿热痛，伴筋骨疼痛，或伴发高热，舌红苔薄，脉弦数，常用于痛风发作期。

方 3

组成：桑枝 30 克，络石藤 30 克，忍冬藤、鸡血藤、海桐皮各 20 克，豨莶草、海风藤各 40 克。

用法：加水适量，煮沸后约 30 分钟，浸洗患处。

适应证：足趾关节红肿热痛，筋脉拘挛，屈伸不利，或伴发高热、咽喉肿痛、肌肤痈肿疮疡，舌红苔薄，脉弦数；属急性痛风性关节炎者。

方 4

组成：半夏、艾叶各 20 克，红花 15 克，王不留行 40 克，大黄、海桐皮各 30 克，葱须 3 根。

用法：水煎沐浴。

适应证：足趾关节红肿热痛，痛处麻木不仁，筋脉拘挛，或伴咽喉肿痛、高热血瘀、吐血衄血，舌红苔薄，脉弦数；属急性痛风性关节炎者。

2. 风寒湿痹

方 1

组成：制川乌 9 克、麻黄 9 克、白芍 12 克、黄芪 15 克、附片 6 克、桂枝 9 克、白术 12 克、防风 9 克、广防己 12 克、甘草 6 克。

用法：水煎服，每日一剂，分 2 次服。

适应证：足趾关节冷痛而肿，遇寒益剧，得温则减，局部皮肤微红或不红，舌淡红，苔薄，脉弦紧。

方 2

组成：黄芪 30 克、白术 15 克、广防己 15 克、威灵仙 15 克、细辛 3 克。

用法：水煎服，日一剂，分 2 次服。

适应证：足趾关节冷痛而肿，筋脉拘挛，屈伸不利，遇寒益剧，得温则减，局部皮肤微红或不红，伴气虚乏力，肢体肿甚，小便不利，舌淡红，苔薄，脉弦紧；属风寒湿痹轻症者。

3. 痰瘀痼结

方 1

组成：桃仁 9 克、红花 9 克、当归 9 克、川芎 9 克、威灵仙 12 克、猪蹄甲 12 克、白芥子 9 克、胆南星 9 克、全蝎 3 克、蜈蚣 1 条。

用法：水煎服，每日一剂，分 2 次服。

适应证：关节刺痛，夜晚加剧，发作频繁，伴结节，关节畸形肿胀，活动受限，舌黯红，或有瘀斑，脉细弦或涩。

方 2

组成：山慈菇 10 克。

用法：水煎服，日一剂，分 2 次服。

适应证：关节刺痛，发作频繁，关节畸形肿胀，伴结节，扪之顽固不移，舌暗红，或苔滑腻，或有瘀斑，脉细弦或涩，处痛风发作期。

方 3

组成：马鞭草 20 克。

用法：水煎服，日一剂，分 2 次服。

适应证：关节刺痛、夜晚加剧，关节畸形肿胀，活动受限，舌暗红，或有瘀斑，脉细弦或涩。

4. 脾肾阳虚

组成：熟地 15 克、山药 15 克、山茱萸 10 克、菟丝子 15 克、枸杞子 12 克、杜仲 12 克、附片 10 克、肉桂粉 2 克（兑服）。

用法：水煎服，每日一剂，分 2 次服。

适应证：面色苍白，手足不温，腰隐痛，腿酸软，遇劳更甚，卧则减轻，夜尿频多，少气无力，舌淡，苔薄白，脉沉细。

【岭南药集锦】

土茯苓

【别名】冷饭团、红土苓、山猪粪、毛尾薯、山遗粮、山奇良。

【来源】为百合科菝葜属植物土茯苓（光叶菝葜）的块根根状茎。

【形态特征】多年生攀缘灌木，茎无刺。根状茎横生于土中，细长，生多数须根，每隔一段间距生一肥厚的块状结节，块根根状茎 5 ~ 15 厘米，直径 2 ~ 5 厘米，深入土中可达 1 米余，质颇坚实，外皮坚硬，褐色，凹凸不平，内面肉质粉性，黄白色，密布淡红色小点。单叶互生，革质，长圆形至椭圆状披针形，长 5 ~ 12 厘米，宽 1 ~ 5 厘米，先端渐尖，基部圆或楔形，全缘，表面绿色，下面有白粉，主脉 3 条显著，细脉网状；叶柄长 1 ~ 2 厘米，托叶变为 2 条卷须。7 ~ 8 月间开小白花，花单性，雌雄异株，为腋生伞形花序，花序梗极短，长 1 ~ 3 毫米，小花梗纤细，长 1 ~ 1.7 厘米，基部有多枚宿存的三角形小苞片。花被裂片 6，二轮；雄蕊 6，花丝较花药短；子房上位，3 室，柱头 3，稍反曲。浆果球形，熟时紫红色，外被白粉。

【生境与分布】生于山坡、路旁丛林及山谷向阳处。分布于我国华东、中南、西南及陕西等地。

【性味功效】甘、淡、平。清热解毒，利湿。主治钩端螺旋体病，梅毒，风湿关节痛，痈疖肿毒，湿疹，皮炎，汞粉、银朱慢性中毒。

【附注】下列几种同属植物的根茎在少数地区亦作土茯苓使用：

① 暗色菝葜，产四川，又称白土苓。

② 无刺菝葜，其根茎在西藏作土茯苓用，在云南则为红萆薢，参见“红萆薢”条。

③ 防已叶菝葜，产西藏。

类风湿性关节炎

类风湿性关节炎简称类风关，是一种以关节滑膜炎为病理基础的慢性全身性自身免疫性疾病。病因尚不明确，一般认为是感染后引起的自身免疫反应，导致以滑膜炎为基础的关节病变。其主要临床特征为关节晨僵，对称性关节肿痛、屈伸不利，甚至畸形、废用等。早期表现为游走性关节红、肿、热、痛，晚期可引起关节的强直、畸形和功能严重受损，甚至丧失劳动力。本病以轻型较多，重型少见，女性多于男性。类风湿性关节炎属于中医学的“痹证”，也称为“顽痹”“历节风”，本病“皆因体虚，腠理空疏，受风寒湿气而成痹也。”由于正气不足，感受风、寒、湿、热之邪，使肌肉、关节、经络痹阻而形成本病。其病机为素体正气亏虚，复感风寒湿之邪，血气不行，关节痹塞；或风寒湿（热）之邪流滞筋骨关节，久之损伤肝肾阴血，筋脉失养。故见关节肿痛、僵硬、屈伸不利、活动障碍、痉挛诸症。

【中医术语解释】

历节风：简称“历节”，以关节红肿，剧烈疼痛，不能屈伸为特点。多由肝肾不足而感受风寒湿邪，入侵关节，积久化热，气血郁滞所致。因其主要病变为关节剧痛，发展很快，又称为“白虎历节”。

【岭南单验方】

1. 风寒湿痹

方 1

组成：羌活 15 克、独活 15 克、桂枝 9 克、秦艽 9 克、威灵仙 15 克、当归 9 克、川芎 9 克、制乳香 9 克、制没药 9 克。

用法：水煎服，每日一剂，分 2 次服。

适应证：关节冷痛，疼痛较剧，肿胀难消，舌淡，苔白，脉弦紧。

方 2

组成：桂枝、制川乌（先煎）、当归、乌梢蛇各 10 克，淫羊藿、熟地各 15 克，鹿衔草 30 克，甘草 5 克。

用法：水煎服，每日一剂，分 2 次服。

适应证：关节冷痛，疼痛较剧，筋骨痿软，或伴面色萎黄，腰膝酸软，眩晕心悸，舌淡，苔白，脉弦紧；类风关属风寒湿痹，迁延日久不愈者。

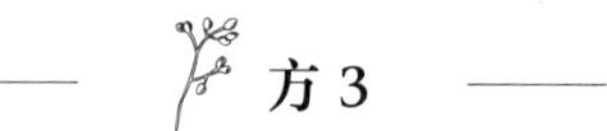

方 3

组成：乌梢蛇 3 克。

用法：将鲜乌梢蛇斩杀后，或浸泡酒后的蛇，焙干，磨粉冲服，每日 3 次，每次 1.5 ~ 3 克。

适应证：关节冷痛，疼痛剧烈，伴麻木感，筋脉拘挛，舌淡，苔白，脉弦紧；类风关属风寒湿痹。

2. 风湿热痹

方 1

组成：大血藤 20 克，五加皮 30 克，千斤拔根 10 克。

用法：水煎后以黄酒兑服，每日一剂，分 2 次服。

适应证：关节红肿热痛，得冷稍舒，筋骨痿软，体虚乏力，舌红，苔黄，脉弦滑数。

方 2

组成：倒扣草 60 克、老桑枝 30 克、枸杞根 60 克、薏米 30 克、宽筋藤 15 克。

用法：水煎服，每日一剂，分 2 次服。

适应证：关节红肿疼痛，甚则痛不可伸，得冷稍舒，或兼肤色紫黯，眩晕耳鸣，舌红或红绛，苔黄，脉弦滑数；处类风湿性关节炎急性发作期者。

方 3

组成：白勒（三叶五加）30 克。

用法：将鲜叶掐烂成泥外敷患处，每日 3 次。

适应证：关节红肿疼痛，得冷稍舒，舌红，苔黄，脉弦滑数。

方 4

组成：大驳骨新鲜茎叶适量。

用法：掐烂成泥外敷患处，每日 2 次。

适应证：关节红肿疼痛明显，得冷稍舒，局部瘀血凝滞，舌红，苔黄，脉弦滑数；处类风湿性关节炎急性发作期。

3. 肝肾亏损

方 1

组成：党参 15 克、茯苓 12 克、当归 10 克、川芎 10 克、白芍 12 克、熟地 12 克、桑寄生 12 克、杜仲 10 克、牛膝 10 克、独活 9 克、秦艽 12 克、细辛 3 克、防风 9 克、肉桂 3 克（后下）。

用法：水煎服，每日一剂，分 2 次服。

适应证：病程较长，形体消瘦，关节疼痛变形，常伴腰酸膝软，气短乏力，眩晕耳鸣，心悸胸闷，面色无华，爪甲色淡，舌淡或胖，脉细弱。

方 2

组成：五加皮 10 克、忍冬藤 30 克、枸杞 15 克。

用法：水煎服，每日一剂，分 2 次服。

适应证：关节变形常伴腰酸膝软，眩晕耳鸣，严重者四肢肌肉瘦削，舌淡，脉细弱。

4. 肾阳虚亏

组成：附片 9 克、桂枝 9 克、山药 12 克、山茱萸 9 克、淫羊藿 15 克、巴戟天 12 克、枸杞 12 克、牛膝 12 克、茯苓 12 克、白术 15 克、寻骨风 15 克、威灵仙 15 克。

用法：水煎服，每日一剂，分 2 次服。

适应证：关节肿大，僵硬冷痛，畏寒明显，四肢厥冷，小便清长，舌淡苔白，脉沉迟。

【岭南药集锦】

桑寄生

【别名】桑上寄生、广寄生、梧州寄生茶。

【来源】桑寄生科植物桑寄生的干燥带叶茎枝。

【形态特征】常绿寄生小灌木。老枝无毛，具凸起的灰黄色皮孔，小枝梢被暗灰色短毛。叶近对生或互生，革质，卵圆形至矩圆形，长 3 ~ 8 厘米，宽 2 ~ 5 厘米，幼时有短星聚伞花状毛。序 1 ~ 3 个聚生于叶腋，总花梗、花柄、花萼及花冠均被红褐色星状短柔毛。花两性，花萼杯状，4 裂；花冠狭筒状，紫红色，4 裂；雄蕊 4，着生于花冠裂片上；子房下位。浆果椭圆形，有瘤状突起。花期 8 ~ 9 月，果期 9 ~ 10 月。

【生境与分布】常寄生于桑科、山茶科、壳斗科等乔木上。广东三水、高要、肇庆，以及广西、福建、台湾、云南部分地区有分布。

【性味功效】性平，味苦、甘。祛风湿，补肝肾，强筋骨，安胎气。

【附注】以“桑上寄生”之名始载于《神农本草经》，列为上品。常用中药。

千斤拔

【别名】土黄芩、钻地风、老鼠尾、吊马墩、吊马桩、金牛尾。

【历史记载】始载于《植物名实图考》。

【植物基源】豆科千斤拔属植物千斤拔，以根入药。

【形态特征】直立或披散亚灌木，高 1 ~ 2 米。根系向下直伸，长 1 米许。幼枝有棱角，被白柔毛。叶互生；3 出复叶；托叶 2 片，三角状，长约 1 厘米，具疏茸毛；叶柄长 2 ~ 3 厘米，被长茸毛；小叶矩圆形至卵状披针形，长 4 ~ 9 厘米，宽 2 ~ 4 厘米，先端略钝，有时具小锐尖，全缘，基部在叶背边缘密被茸毛，上面被稀疏的短茸毛，下面被密生长茸毛；小托叶 2 片，线形。花两性，腋生，短总状花序稠密；花梗长 1 ~ 1.5 厘米；花苞 2 裂；萼 5 裂，披针形，在最下面的 1 片最长；花冠略长于萼，粉红色，旗瓣秃净，圆形，基部白色，外有纵紫纹；翼瓣基部白色，有柄，前端紫色；龙骨瓣 2 片，基部浅白色，前部互相包着雌雄蕊。荚果长 8 ~ 10 毫米，直径约 5 毫米。种子 2 枚，圆形。花期 8 ~ 9 月，果期 10 月。

【主产地】生长于山坡草丛中。分布于福建、台湾、广西、广东、湖北、贵州、江西等地。产于广东、广西、四川等地。

【性味功效】味甘，性微温、平。祛风湿，强腰膝。用于风湿性关节炎、腰腿痛、腰肌劳损、白带异常、跌打损伤等。

第七章 泌尿系统疾病

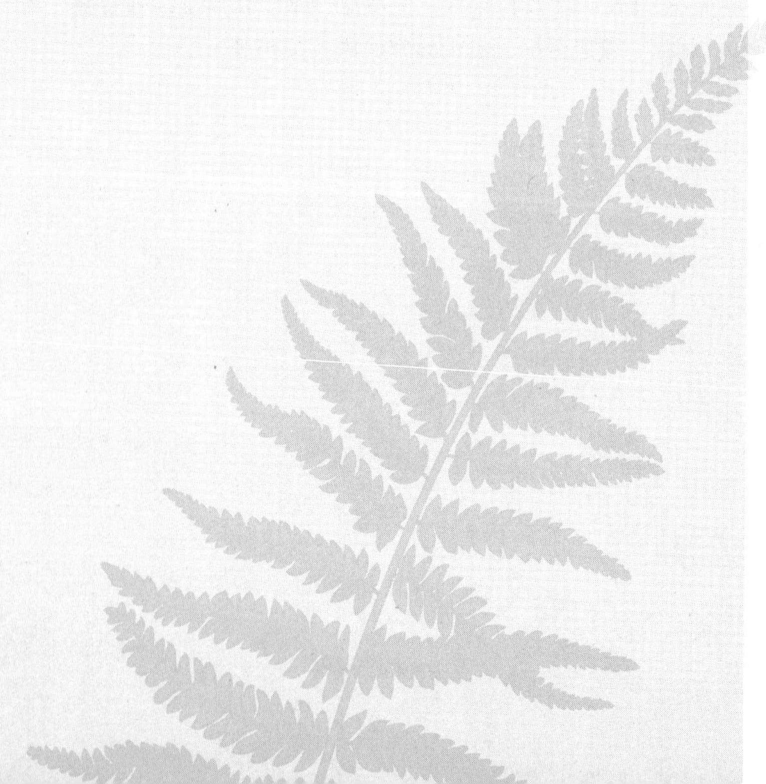

尿路感染

尿路感染是由细菌（极少数可由真菌、病毒）直接侵袭引起，80% ~ 90% 的尿路感染由肠道杆菌引起，最常见的是大肠杆菌，其次为变形杆菌、副大肠杆菌、克雷伯杆菌等，少数为粪链球菌、金葡萄球菌等，偶由病毒、支原体或真菌引起。尿路感染分为上尿路感染和下尿路感染。上尿路感染即肾盂肾炎，又分为急性肾盂肾炎和慢性肾盂肾炎；下尿路感染包括尿道炎和膀胱炎，指尿道、膀胱、肾盂、肾盏的感染。临床中小儿发病多于成人，女性发病多于男性，主要是和男女生理结构及个体免疫状态差异有关。此病属于中医的“淋证”“癃闭”范畴。一般以腰痛、尿频、尿急、尿痛为主要临床特点。多由湿热之邪引起，或由于下阴不洁，秽浊之邪侵入膀胱，酿成湿热；或多食辛辣肥腻之品，或嗜酒太过，酿成湿热，下注膀胱，而发为淋证。慢性炎症多为正气和病邪相争不下，因此缠绵难愈。

【中医术语解释】

淋证：凡尿频、尿急、排尿障碍或涩痛、淋沥不断的证候统称“淋证”。分为“石淋”“气淋”“膏淋”“劳淋”“血淋”五种类型。多属湿热积于下焦，渗入膀胱，或由于肾虚而湿浊下注，气化不利所致。

癃闭：尿闭或排尿困难，下腹胀满的一种证候。“癃”是小便不畅，点滴而出；“闭”是小便不通，点滴不出。一般统称为“癃闭”。

【岭南单验方】

1. 膀胱湿热

方 1

组成：车前子 15 克、滑石 10 克、生地 15 克、木通 6 克、甘草梢 6 克、瞿麦 10 克、灯心草 6 克、山银花 10 克、连翘 10 克、白花蛇舌草 10 克、马鞭草 10 克。

用法：水煎服，每日一剂，分 2 次服。

适应证：尿频、尿急、尿痛、排尿时尿道口烧灼感、每次排尿量少。

方 2

组成：五月艾（根茎）45 克，凤尾草、白茅根各 15 克，蜂蜜 10 克。

用法：将前三药制粗末煎取药汁后加入蜂蜜，代茶饮。一日 2 次，饭前饮用。

适应证：尿频、尿急、尿痛，每次排尿量少，或伴尿不尽感，四肢沉重，身热不扬。

方 3

组成：**肾茶（猫须草）**30 克。

用法：采其全草，切碎晒干备用。水煎服，每日一剂，分 2 次服。

适应证：尿频、尿急、尿不尽、尿等待，尿少、尿黄、尿浊、泡沫尿，或有结石，排尿时尿道口有烧灼感。

2. 阳明实热

方 1

组成：生石膏 30 克（先煎）、知母 10 克、生甘草 6 克、大黄 10 克、山栀 10 克、滑石 10 克、白花蛇舌草 10 克。

用法：水煎服，每日一剂，分 2 次服。

适应证：持续高热、腹胀便秘、小便热涩混浊、口渴，舌红苔黄，脉数。

方 2

组成：**粪箕笃** 50 克、金钱草 30 克、车前草 30 克、穿破石 15 克。

用法：水煎服，每日一剂，分 3 次口服。

适应证：小便淋漓涩痛，持续高热，口渴明显，或伴吐血衄血。

方 3

组成：丝瓜子 9 克。

用法：焙干研末，用黄酒送服，每日 2 次服。

适应证：小便热涩不适，伴有口干口渴，或小便夹砂石。

3. 少阳郁热

组成：柴胡 10 克、黄芩 10 克、滑石 10 克、白茅根 15 克、车前子 10 克、山栀 10 克、龙胆草 10 克。

用法：水煎服，每日一剂，分 2 次服。

适应证：小便热涩混浊，尿急，尿痛，小腹胀痛不适，伴有寒热往来，胁肋胀痛，心烦口渴，默默不欲饮食，苔薄黄，脉弦数。

4. 脾肾两亏

组成：党参 12 克、白术 12 克、白扁豆 15 克、薏苡仁 15 克、山药 15 克、知母 9 克、黄柏 9 克、生地 9 克、泽泻 15 克、茯苓 12 克、滑石 30 克、砂仁 3 克、广陈皮 6 克。

用法：水煎服，每日一剂，分 2 次服。

适应证：小便频数，淋涩不已，反复发作，遇劳尤甚，伴有呕恶纳呆，腹胀便溏，畏寒肢冷，面浮肢肿，腰酸膝软，舌淡苔白或有齿印，脉沉弱。

【岭南药集锦】

肾茶

【别名】猫须草。

【来源】唇形科植物猫须草的干燥地上部分。

【形态特征】亚灌木，高 0.5 ~ 1 米。茎枝四方形，紫褐色。叶对生；卵状披针形，长 3 ~ 12 厘米，宽 1.5 ~ 5 厘米，边缘在中部以上有锯齿，两面被毛，下面具腺点；叶柄长 1 ~ 3 厘米。花淡紫色，2 ~ 3 朵一束对生，总状花序式排列于枝顶；萼管状，5 齿裂，结果时下倾，上面裂齿大，膜质；花冠管纤弱，肢 2 唇形，上唇 3 ~ 4 裂，下唇全缘；雄蕊 4，2 长 2 短，花丝伸出花冠之外，形如猫须，长 4 ~ 6 厘米；花盘前面肿胀：花柱顶端棒状。小坚果球形，表面有网纹。花期夏、秋。

【生境与分布】广东所产多为栽培。广西及云南南部有野生。

【性味功效】性凉，味甘。清热祛湿，排石利胆。

【附注】因其花丝长，伸出花冠外达 2 ~ 4 厘米，形似猫须，而得名“猫须草”。

粪箕笃

【别名】黎壁叶、粪箕藤。

【来源】防己科植物粪其笃的干燥地上部分。

【形态特征】草质藤本，通常高 1 ~ 3 米。叶纸质，三角状卵形至披针形，长 3 ~ 9 厘米，宽 2 ~ 6 厘米，顶端钝，有凸尖，基部截平或微凹，两面无毛；掌状脉通常 10 条；叶柄长 1 ~ 4.5 厘米，基部通常扭曲。花序腋生，伞状分枝，雄花序的分枝 3 ~ 6，雄花萼片 8 ~ 6，花瓣 4 ~ 3；雌花序分枝 5 ~ 10，雌花萼片、花瓣均为 4；核果红色，核倒卵形，长 5 ~ 6 毫米，内果皮背部有 2 列小瘤体。花果期秋冬季。

【生境与分布】生于村边、旷野、山地等处的灌丛中。广东各地常见。

【性味功效】性寒，味苦。清热解毒，利尿消肿，祛风活络。

【附注】岭南常用草药。

泌尿系结石

泌尿系结石是指肾、输尿管、膀胱和尿道中有结石，其成因至今尚未完全阐明，可因尿路感染、尿路梗阻、异物、代谢紊乱等因素诱发。形成结石的成分主要是草酸盐、磷酸盐和尿酸盐，此外，胱氨酸和黄嘌呤也可形成结石。本病好发于20 ~ 40岁人群，男女比为4.5∶1，在两广和云、贵、川、湘、赣等南方省份已是泌尿外科中占第一位的常见疾病。其主要症状有腰部或少腹部绞痛阵作、血尿、排出大小不等的结石、尿频、尿急、尿流中断、排尿困难等。泌尿系结石可归属中医的“石淋”“血淋”“劳淋”等病证。本病病位在肾和膀胱，与肾、肝、脾、膀胱等脏腑有关。病因多由湿热蕴结下焦，煎熬尿液，日久尿中杂质结成砂石；也可因气火郁于下焦、肾虚，导致膀胱气化不利，泌尿功能失常，形成结石；若疾病迁延不愈，则耗伤阴液，阻遏阳气，出现脾肾两虚，气滞血瘀等正虚邪实的病证。

【中医术语解释】

石淋：亦称“砂淋”。主要症状有脐腹拘急，腰部一侧疼痛，或有阵发性绞痛、痛连小腹及阴部、排尿不阳，或中断，或频急涩痛难出，有时尿中杂有砂石，尿色黄浊，或呈血尿，多因湿热蕴结下焦，使尿中杂质凝结而成，属于泌尿系结石。

血淋：指血尿而伴有尿道热涩刺痛，下腹部疼痛胀急的病证。多因下焦湿热蕴结、迫血妄行所致。若无热微痛的，属阴虚火动，不能摄血所致。

劳淋：淋证日久不愈，遇劳即发。主要表现：小便淋沥，尿后下阴部隐痛，肢倦腰酸，缠绵难愈。此证多因淋证经久失治，或调治失宜，致脾肾两虚而起。

【岭南单验方】

1. 湿热蕴结

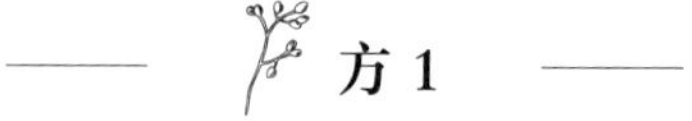

方 1

组成：石韦15克、冬葵子15克、萹蓄12克、瞿麦12克、金钱草30克、

金沙藤 12 克、鸡内金 9 克、栀子 9 克、车前子 30 克（包煎）、滑石 15 克、木通 6 克、甘草梢 9 克。

用法：水煎服，每日一剂，分 2 次服。

适应证：腰腹绞痛难忍，小便涩滞不畅，或排尿时突然中断，刺痛灼热，或尿中时夹砂石，尿色黄赤，或尿中带血，口臭口苦，便秘，舌红，苔黄腻，脉滑数。

方 2

组成：**金钱草** 60 克、威灵仙 60 克。

用法：水煎服，每日一剂，分 2 次服，连服 5 天。

适应证：尿中时夹砂石，尿色黄赤，腰酸时痛，小便涩滞不畅，刺痛灼热，舌红，苔黄腻，脉滑数。

方 3

组成：羊蹄草（一点红）15 克、白花蛇舌草 50 克、通草 5 克。

用法：水煎服，每日一剂，分 2 次服。

适应证：尿中时夹砂石，尿色黄赤，或尿中带血，小便涩滞不畅，或排尿时突然中断，刺痛灼热，便秘，身热不扬，舌红，苔黄腻，脉滑数。

2. 肝郁化火

方 1

组成：石韦 15 克、冬葵子 10 克、滑石 15 克、**金钱草** 25 克、**金沙藤** 10 克、沉香 3 克、广陈皮 9 克、王不留行 9 克、当归 9 克、白芍 9 克、龙胆草 6 克、甘草梢 9 克。

用法：水煎服，每日一剂，分 2 次服。

适应证：腰痛加剧，则痛引少腹，累及阴股，小便难涩，点滴而下，伴有口干，情绪急躁，苔薄黄，脉弦数。

方 2

组成：玉米须 50 克、车前子 20 克、生甘草 10 克。

用法：水煎服，每日一剂，分 2 次服。

适应证：胁胀腰痛，小便难涩，点滴而下，或伴目赤肿痛，痰热咳嗽，苔薄黄，脉弦数。

方 3

组成：白花蛇舌草、叶下珠、车前草、**金沙藤**各 30 克。

用法：水煎服，每日一剂，分 2 次服。7 天为一疗程。

适应证：胁胀腰痛，小便欲出不能，尿流中断，小腹膨隆，窘迫难忍，或伴高热、目赤肿痛，苔薄黄，脉弦数。

3. 脾肾虚损

组成：黄芪 20 克、党参 10 克、山药 10 克、茯苓 15 克、泽泻 10 克、熟地 15 克、山茱萸 10 克、杜仲 10 克、巴戟天 10 克、川牛膝 10 克、菟丝子 10 克、**金钱草** 30 克、**金沙藤** 10 克、滑石 10 克、甘草梢 5 克。

用法：水煎服，每日一剂，分 2 次服。

适应证：久病之后，神疲乏力，腰腹隐痛，喜揉喜按，遇劳则甚，尿涩不显，尿出无力，少腹坠胀，尿中时夹砂石，纳差，便溏，面色少华，苔薄，舌淡边有齿印，脉细无力。

4. 肾阴不足

方 1

组成：生地 9 克、熟地 9 克、知母 12 克、山药 15 克、山茱萸 9 克、牡丹皮 9 克、泽泻 15 克、茯苓 15 克、猪苓 15 克、黄柏 9 克、黄芪 30 克、石韦 15 克、冬葵子 15 克、滑石 15 克、甘草梢 9 克。

用法：水煎服，每日一剂，分 2 次服。

适应证：结石日久，潮热盗汗，口干咽燥，头晕耳鸣，腰痛绵绵，小便微涩，滴沥不尽，尿血鲜红，舌红少苦，脉细数。

方 2

组成：鸭脚艾、旱莲草、狗肝菜各 30 克，车前草 20 克。

用法：捣烂取汁，冲白糖服，每日服一次，连服两三日。

适应证：结石日久，五心烦热，口干咽燥，眩晕耳鸣，腰痛绵绵，小便微涩，滴沥不尽，尿血鲜红，舌红少苦，脉细数；血尿重者。

方 3

组成：路路通、金沙藤（布包）、浮石各 15 克，鸡内金、王不留行、泽泻、丝瓜络各 12 克，麦冬 9 克。

用法：水煎服，每日一剂，分 2 次，空腹服。

适应证：结石日久，腰痛绵绵，小便微涩，滴沥不尽，尿血鲜红或暗红，潮热盗汗，五心烦热，口干咽燥，头晕耳鸣，或伴遗尿遗精，肢体水肿，舌红少苔，脉细数。

【岭南药集锦】

海金沙

【别名】铁线藤、左转藤。

【来源】海金沙科植物海金沙的成熟孢子或干燥全草。

【形态特征】多年生攀缘草本，地下茎细长而横走。叶多数，对生于茎上的短枝两侧，二型；不育叶尖三角形二回羽状复叶，小羽片三角形，小叶阔线形，或基部分裂成不规则的小羽片，边缘有不整齐的浅钝齿。能育叶为 1 ~ 2 回羽状复叶，羽片卵状三角形，边缘有锯齿或不规则分裂，上部小叶无柄，羽状或戟状，下部小叶有柄，其背面边缘有成穗状排列的孢子囊群 2 列，孢子囊盖鳞片状，卵形。孢子囊多在 9 ~ 11 月成熟。

【生境与分布】常生于向阳林缘或山坡灌丛中。全省各地均产，我国秦岭以南各省有分布。

【性味功效】性寒，味甘。清热利尿，利水通淋。

【附注】海金沙的藤茎，为岭南常用草药，称“金沙藤”，功效与海金沙相同。成熟孢子为常用中药。金沙藤是“王老吉凉茶”组分之一。

广金钱草

【历史记载】《中华人民共和国药典》（1977 年版）起有收载。

【来源】豆科植物广金钱草的干燥地上部分。

【形态特征】半灌木状草本，高 30 ~ 100 厘米。茎直立或平卧，密被黄色长柔毛。叶互生，小叶 1 ~ 3，近圆形，长 2.5 ~ 4.5 厘米，宽 2 ~ 4 厘米，基部心形，下面密被灰白色绒毛。总状花序腋生或顶生，苞片卵状三角形，每个苞片内有花 2 朵；花萼钟形，萼裂齿披针形，长为萼筒的 2 倍；花冠紫色，蝶形，有香气。荚果被毛，荚节 3 ~ 6。花期 6 ~ 9 月，果期 7 ~ 10 月。

【主产地】广东东莞、宝安、增城、博罗，以及广西、湖南、福建、四川、云南。

【性味功效】性凉，味甘、淡。清热除湿，利尿通淋。

【附注】广金钱草应与金钱草相区别：后者为报春花科植物过路黄的新鲜或干燥全草。二者功效相近。

第八章 神经系统疾病

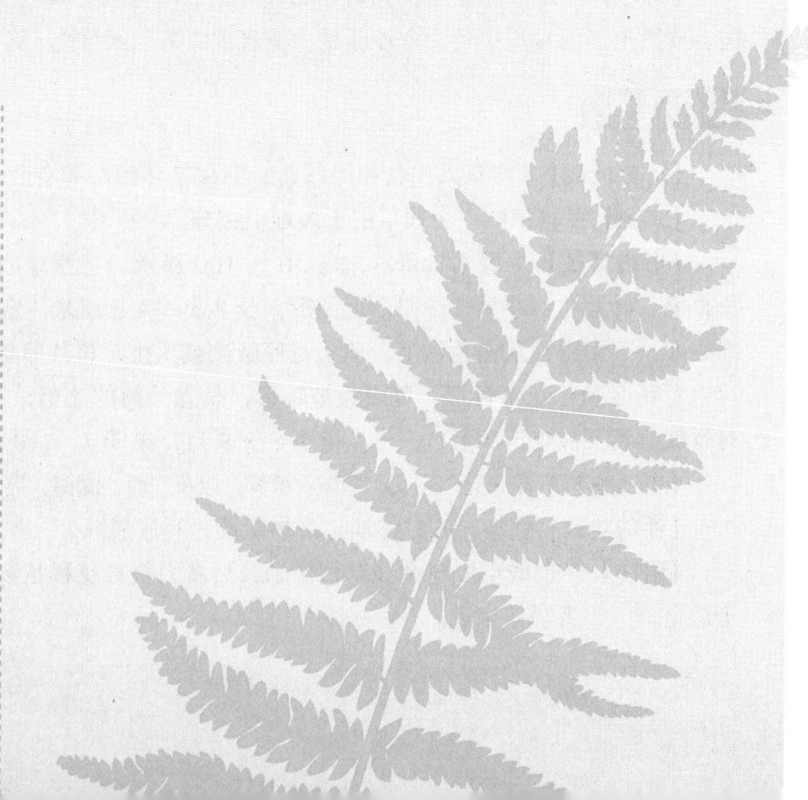

偏头痛

现代人因为工作紧张和精神压力增大，再加上生活方式和环境的改变，头痛的发生率明显增高。其中，偏头痛是仅次于紧张型头痛的常见原发性头痛。调查显示，在中国偏头痛的患病率为9.3%，欧美则更高。本病近年来发病率呈上升趋势，其表现特点是：遇劳累或情绪刺激诱发或加重，发作时头部搏动性跳痛、胀痛或刺痛，伴有恶心、呕吐、失眠、烦躁等症状。偏头痛的发作频率并不固定，少的一年一次，多则一月数次不等。偏头痛以女性多见，发病人数是男性的2 ~ 3倍。其证候当属中医“头痛”“头风”等病证范畴。病因可分为外感和内伤两大类。痛无休止的多为外感偏头痛，而痛势绵绵，时痛时止，长久不愈的多为内伤偏头痛。外感偏头痛多因感受风、寒、湿、热等外邪，其中以风邪为主；内伤偏头痛与肝、脾、肾三脏有关。此外，外伤跌仆，久病入络，气滞血瘀，脉络瘀阻亦可导致偏头痛。根据临床表现一般分为风寒外袭、风热上犯、风湿上犯、肝阳上亢、气血亏虚、痰浊闭阻、瘀血内阻等证型。

【中医术语解释】

头风：指头痛日久不愈、时发时止，甚至一触即发的病症。由风寒侵入头部经络，或因痰涎风火，郁遏经络，以致气血壅滞所致。症见头部剧烈掣痛，痛连眉梢、眼睛，甚则目昏不能睁开，头不能抬举，头皮麻木。有的患者可以兼见眼的症状，应尽早明确病因，及时对症治疗。

【岭南单验方】

1. 风寒头痛

方1

组成：川芎15克、荆芥9克、防风9克、羌活12克、白芷12克、细辛6克、薄荷6克、甘草6克。

用法：水煎服，每日一剂，分2次服。

适应证：头痛时作，痛连项背，遇风尤剧，恶风畏寒，口不渴。舌苔薄白，脉浮。

方2

组成：白芷适量。

用法：研为细末，每次5克，以温开水冲服。每日2次，连用7 ~ 10天。

适应证：风寒外袭引起的偏头痛。

2. 风热头痛

方1

组成：川芎15克、白芷12克、菊花9克、生石膏30克、黄芩15克、薄荷6克、山栀9克。

用法：水煎服，每日一剂，分2次服。

适应证：头痛而胀，甚则偏头痛如裂，发热或恶风，面红目赤，口渴欲饮，便秘溲黄，舌红苔黄，脉浮数。

方2

组成：葛根15克。

用法：水煎服，每日一剂，分2次服。

适应证：头痛发胀，时感灼痛，遇热而增重，甚则头痛如裂，发热或恶风，头项强痛，面红目赤，口渴欲饮，便秘溲黄，舌红苔黄，脉浮数。

方3

组成：凌霄花根或茎15克。

用法：水煎服，每日一剂，分2次服。

适应证：头胀痛，时有灼热感，或巅顶痛。恶风发热，面目俱赤，咽干口渴，便秘溲赤，崩中漏下血，舌质红，苔薄黄或黄燥，脉浮数。

方4

组成：谷精草15克。

用法：水煎服，每日一剂，分2次服用。

适应证：头痛发胀，目赤、肿痛羞明，眼生翳膜。

3. 风湿头痛

组成：羌活9克、独活9克、川芎9克、防风9克、蔓荆子12克、藁本12克、甘草6克。

用法：水煎服，每日一剂，分2次服。

适应证：头痛如裹，肢体困重，纳呆胸闷，小便不利，大便或溏，苔白腻，脉濡。

4. 肝阳头痛

方 1

组成：天麻 10 克、钩藤 15 克、石决明 25 克、黄芩 9 克、山栀 9 克、牛膝 12 克、杜仲 12 克、桑寄生 12 克、首乌藤 30 克、茯神 15 克、牡蛎 30 克、龙骨 30 克。

用法：水煎服，每日一剂，分 2 次服。

适应证：头痛而眩，心烦易怒，夜眠不宁，或兼胁痛，面红口苦，舌苔薄黄，脉弦有力。

方 2

组成：夏枯草 30 克、杭菊花 10 克。

用法：以开水冲泡，代茶常饮之。

适应证：头痛眩晕，目赤肿痛，目珠夜痛，或兼胁痛，面红口苦，舌苔薄黄，脉弦有力。

方 3

组成：山羊角 15 克（先煎）、白菊花 12 克、川芎 6 克。

用法：水煎服，每日一剂，分 2 次服。

适应证：头胀痛而眩，面红目赤，性情急躁易怒，口苦，舌苔薄黄，脉弦有力。

5. 肾虚头痛

方 1

组成：人参 9 克、山药 15 克、熟地 12 克、巴戟天 12 克、枸杞子 12 克、当归 12 克、山茱萸 9 克、炙甘草 6 克。

用法：水煎服，每日一剂，分 2 次服。

适应证：头痛且空，每兼眩晕，腰痛酸软，神疲乏力，遗精带下，耳鸣少寐，舌红少苔，脉细。

方 2

组成：桑寄生 25 克、益智仁 6 克、豨莶草 12 克。

用法：水煎服，每日一剂，分 2 次服。

适应证：头脑空痛，头晕耳鸣，腰膝无力，腰背痛，舌红脉细。

6. 血虚头痛

方 1

组成：生地 12 克、白芍 15 克、当归 12 克、川芎 10 克、菊花 9 克、蔓荆子 12 克、黄芩 12 克、甘草 6 克。

用法：水煎服，每日一剂，分 2 次服。

适应证：头痛而晕，心悸不宁，神疲乏力，面色苍白，舌质淡、苔薄白，脉细弱。

方 2

组成：榕树根 15 克、**五指毛桃** 15 克、地桃花 15 克、苍耳子 9 克、土党参 6 克。

用法：水煎服，每日一剂，分 2 次服。

适应证：眉尖至头角抽痛，善惊惕，或见头隐隐作痛，头晕目花，面色白，心悸，腰腿痛，盗汗，脉芤或脉细弱。

7. 痰浊头痛

组成：半夏 9 克、白术 15 克、天麻 12 克、广陈皮 9 克、茯苓 15 克、厚朴 6 克、白蒺藜 15 克、蔓荆子 12 克、甘草 6 克、大枣 7 枚、生姜 3 片。

用法：水煎服，每日一剂，分 2 次服。

适应证：头痛昏蒙，胸脘满闷，呕恶痰涎，苔白腻，脉滑或弦滑。

8. 瘀血头痛

方 1

组成：桃仁 15 克、红花 9 克、川芎 12 克、赤芍 12 克、麝香 3 克、生姜 3 片、葱白 2 根、石菖蒲 12 克、郁金 12 克、细辛 3 克、白芷 9 克。

用法：水煎服，每日一剂，分 2 次服。

适应证：头痛经久不愈，痛处固定不移，痛如锥刺，或有头部外伤史，舌质紫、苔薄白，脉细或细涩。

方 2

组成：川芎 80 克。

用法：研为细粉末，每次6克，以温开水冲服。每日2次，连用7 ~ 10天。

适应证：头昏而胀，头刺痛剧烈，痛有定处，时发时止，缠绵不愈，舌见瘀点或紫暗，脉涩。

方3

组成：铁包金30克。

用法：水煎服，每日一剂，分2次服。连用10天。

适应证：头痛，头晕，目眩，或有头部外伤史。舌质紫、苔薄白，脉细或细涩。

【岭南药集锦】

巴戟天

【历史记载】始载于《神农本草经》，列为上品。《药物出产辨》载："产广东清远、三坑、罗定为好。"

【来源】茜草科植物巴戟天的干燥根。

【形态特征】缠绕藤本。根圆柱形，肉质肥厚，多收缩呈串珠状。叶对生，长椭圆形，长6 ~ 14厘米，宽2.5 ~ 6厘米，先端尖，上面初时有稀短粗毛，后无毛，背脉及叶柄被短粗毛，叶脉弯拱上举；托叶鞘状，草黄色。头状花序，有花2 ~ 10朵，生于小枝端或排成伞形花序，花冠白色，喉部收缩，4裂；雄蕊4，花丝短；子房下位，花柱2深裂。聚花果常单个，近球形，被毛，熟时红色，每室种子一枚。花期4 ~ 6月，果期7 ~ 11月。

药材呈扁圆柱形，略弯曲，长短不等，直径0.5 ~ 2厘米。表面灰黄色或暗灰色，具纵纹及横裂纹，皮部有时横向断离，露出木部，呈串节状。质韧，断面皮部厚，紫色或淡紫色，易与木部剥离，木部黄棕色或黄白色，木心表面有纵沟。无臭，味甜而微涩。

【主产地】广东高要、德庆、五华、新丰、广宁、郁南、紫金，以及广西、福建部分地区。

【性味功效】性微温，味甘、辛。补肾阳，强筋骨，祛风湿。

【附注】别名：鸡肠风，最简单的鉴别方法有3种，即：一看二尝三水试。①看：肉厚心细，形似鸡肠，结节状。皮部淡紫色，木部黄棕色。②尝：味甜带涩。③水试：取巴戟天皮部（肉片）少许，开水泡后水液呈淡蓝紫色者为正品。

五指毛桃

【来源】桑科植物五指毛桃，以根入药。全年可采，洗净晒干。

【形态特征】小灌木或小乔木，高 1 ~ 2 米，嫩枝中空，小枝、托叶和花序均被黄褐色短硬毛，全株含乳液。叶互生，叶形变化大，常见为掌状 3 ~ 5 裂，或不裂，两面均有毛，长 6 ~ 33 厘米，宽 2 ~ 30 厘米，边缘有锯齿，基出脉 3 ~ 7 条，侧脉 4 ~ 7 对；叶柄长 1 ~ 17 厘米，托叶卵状披针形。花序成对腋生，球形，直径 0.8 ~ 2 厘米，有毛。

【产地】广东全省各地均产。广西、贵州、湖南、福建部分地区亦有分布。

【经济价值与药用价值】根外表面黄棕色或淡红棕色，断面黄白色，气微香，为粤菜常用汤料。根为岭南民间草药，性平，味甘；健脾化湿，行气止痛，润肺止咳，通乳，利尿。常代黄芪用，称“南芪”。

【附注】因叶常掌状 5 裂，且果实成熟时似毛桃，而得名。别名：佛掌榕、粗叶榕、五爪龙、南芪等。

失眠

人的一生有三分之一的时间是在睡眠中度过的。睡眠作为生命所必需的过程，是机体复原、整合和巩固记忆的重要环节。睡眠质量直接影响到白天的生活质量。中国睡眠研究会在 2016 年公布的睡眠调查结果显示，中国成年人失眠发生率高达 38.2%，而中国睡眠研究会等机构发布的《2021 年运动与睡眠白皮书》显示，当下中国有超 3 亿人存在睡眠障碍。失眠已经成为继头痛之后神经科门诊的第二大疾病。

失眠通常是指患者对睡眠时间或睡眠质量不满意，并且影响到白天社会功能的一种主观体验。常见的失眠形式包括：睡眠潜入期长，入睡需要时间超过 30 分钟；睡眠维持困难，夜间觉醒次数超过 2 次或凌晨早醒，睡眠质量差，噩梦频繁；睡眠维持时间不足 6 小时；第二天清晨感到头晕、精神不振、嗜睡、乏力等。

失眠就像一条毒蛇，会无情地吞噬人体的健康。只有用科学的方法击败它，才能拥有健康快乐的生活。失眠属中医“不寐”范畴。失眠缘由主要有以下几个方面：情志所伤、劳逸失度、久病体虚、五志过极、饮食不节。阴阳失交，阳不入阴而形成。病理变化为思虑劳倦太过，伤及心脾，耗伤阴血，营血亏虚，不能滋养心神，以致心神不安；或为素体虚弱、久病之人，耗伤肾阴，水不济火，心阳独亢及五志过极，心火内炽，不能下交于肾，心肾失交，心火亢盛，扰乱神明而致心神不宁；或为情志所伤，气郁化火及阴虚阳亢，扰动心神，神不安宁；或尚有因宿食导致胃气不和，痰热上扰，而致失眠。

【岭南单验方】

1. 肝郁化火

方 1

组成：龙胆草 15 克、泽泻 10 克、木通 10 克、车前子 10 克、当归 10 克、柴胡 5 克、生地黄 10 克。

用法：水煎服，每日一剂，分 2 次服。

适应证：失眠而见性情急躁易怒，不思饮食，口渴喜饮，目赤口苦，小便黄赤，大便秘结，舌红，苔黄，脉弦而数。

方 2

组成：枸杞子、杭菊花各 30 克。

用法：将枸杞子和杭菊花放入瓷杯中，加入沸水冲泡，加盖，浸泡 10 分钟，代茶饮用。

适应证：失眠伴有情绪急躁易怒，目赤口苦，小便黄赤，大便秘结，舌红，苔黄，脉弦而数。

2. 痰热内扰

方 1

组成：半夏 15 克、橘皮 10 克、甘草 10 克、枳实 10 克、竹茹 10 克、生姜 10 克、茯苓 15 克、黄连 5 克、山栀 10 克。

用法：水煎服，每日一剂，分 2 次服。

适应证：失眠头重，痰多胸闷，恶食嗳气，吞酸恶心，心烦口苦，目眩，苔腻而黄，脉滑数。

方 2

组成：含羞草干品 20 克。

用法：水煎服，每日一剂，分 2 次服。

适应证：失眠头晕目眩，痰多而黄，心烦口苦，苔腻而黄，脉滑数。

3. 阴虚火旺

方 1

组成：黄连 10 克、阿胶 10 克、黄芩 10 克、鸡子黄 10 克、芍药 10 克。

用法：水煎服，每日一剂，分 2 次服。

适应证：心烦失眠，心悸不安，头晕，耳鸣，健忘，腰酸梦遗，五心烦热，口干津少，舌红，脉细数。

方 2

组成：灯心草 5 克、鲜竹叶 30 克。

用法：将上 2 味切碎，加水煎汤，去渣取汁，代茶饮，每日 1 剂。

适应证：虚烦不眠，入睡后易惊醒，多梦，噩梦，或心烦，心悸，盗汗，小便短赤，口糜舌疮，舌红，脉细数。

方 3

组成：**马尾松** 45 克、磨盘草 25 克。

用法：水煎服，每日一剂，分 2 次服。

适应证：虚烦失眠，头晕耳鸣，耳聋，小便不利，骨蒸劳热，舌红，脉细数。

方 4

组成：百合 10 克、豨莶草 20 克、钩藤 10 克。

用法：水煎服，每日一剂，分 2 次服。

适应证：心烦失眠，头晕耳鸣，健忘，筋骨疼痛，腰膝无力，五心烦热，口干津少，舌红，脉细数。

4. 心脾两虚

方 1

组成：党参 15 克、黄芪 20 克、白术 10 克、茯神 10 克、酸枣仁 10 克、龙眼 10 克、木香 7 克、炙甘草 10 克、当归 10 克、远志 10 克、生姜 10 克、大枣 5 枚。

用法：水煎服，每日一剂，分 2 次服。

适应证：多梦易醒，心悸健忘，头晕目眩，肢倦神疲，饮食无味，面色少华，舌淡，苔薄，脉细弱。

方 2

组成：**莲子** 10 克、紫灵芝 15 克。

用法：共煎汤，服用，每天 1 次。渣可复煎服。

适应证：失眠，多梦易醒，心悸健忘，神疲食少，头晕目眩，四肢乏力，腹胀便溏，面色少华，舌淡苔薄，脉细无力。

方 3

组成：龙眼肉 10 克、山药 30 克、粳米 50 克。

用法：早晨煮粥食用，10 天为 1 疗程。

适应证：多梦易醒，心悸健忘，食少，泄泻便溏，舌淡，苔薄，脉细弱。

5. 心胆气虚

方 1

组成：茯苓 20 克、茯神 20 克、远志 10 克、人参 10 克、石菖蒲 10 克、龙齿 10 克。

用法：水煎服，每日一剂，分 2 次服。

适应证：失眠多梦，易于惊醒，胆怯心悸，遇事善惊，气短倦怠，小便清长，舌淡，脉弦细。

方 2

组成：龙齿 9 克、石菖蒲 9 克。

用法：将龙齿加水煎煮 10 分钟，再加入石菖蒲同煎 15 分钟，去渣取汁。代茶饮，每日 1 ~ 2 剂。

适应证：失眠多梦，易于惊醒，怯懦心悸，遇事善惊，胸闷气短怠倦，小便不利，舌淡，脉沉细。

【岭南药集锦】

马尾松

【栽培简史】原产于我国淮河、汉水流域和四川以南地区，生于阳光充足的丘陵山地酸性土壤，是我国南方松科主要树种之一。

【来源】松科植物马尾松全树。

【形态特征】常绿乔木，高可达 4 米；树冠壮年期呈狭圆锥形，老年期则开张如伞；干皮红褐色，呈不规则裂片；一年生小枝淡黄褐色，轮生。叶 2 针 1 束，细长而柔软，长 12 ~ 20 厘米，树脂脂道 4 ~ 7，边生。球果长卵形，长 4 ~ 7 厘米，直径 2.5 ~ 4 厘米，有短柄，成熟时栗褐色。种子长卵圆形，长 4 ~ 5 毫米，翅长 1.5 厘米，子叶 5 ~ 8 毫米。花期 4 月，果次年 10 ~ 12 月成熟。

【经济价值】树姿挺拔，苍劲雄伟，是江南与华南自然风景区和绿化造林的重要树种。木材经防腐处理，作矿柱、枕木或电杆等。树干可割取松脂，提取松节油，作为工业原料。

【药用价值】植株各部均可供药用。松节及松脂和松节油：祛风燥湿，活血止痛；树皮：收敛生肌；叶：祛风活血，明目安神，解毒止痒；花粉：收敛止血；种子：润肺滑肠。

【附注】马尾松根亦为菌类中药茯苓的寄主之一。

荷花（莲花）

【栽培简史】原产于亚洲南部，世界各地广为栽培。广东全省各地有栽培。

【植物基源】睡莲科植物莲的花蕾。

【形态特征】多年生水生草本，根状茎横生。叶柄伸出水面，叶片盾状圆形，上面有蜡质，蓝绿色。花单生于花葶之顶，清香，有深红、粉红、白、淡绿及间色等，有单瓣、复瓣、千瓣之分。6 ~ 8 月开花，每朵花开花时间 3 ~ 4 天，通常晨开夜闭。小坚果椭圆形，着生于膨大的花托（俗称莲蓬）之内，8 ~ 9 月成熟。

【经济价值】著名的珍贵水生观赏花卉，在我国栽培历史悠久。古人云："出淤泥而不染，濯清涟而不妖，中通外直，不蔓不枝，香远益清，亭亭净植。"因其花大色丽，清香远溢，令人赏心悦目，为古今文人雅士吟诗绘画之题材。

【药用价值】荷花全身皆宝。藕（根状茎）与莲子（种子）：食用及药用，益肾固精，补脾止泻，止带，养心；莲房（成熟花托）：味苦、涩，性温，止血化瘀；莲须（雄蕊）：味甘、涩，性平，固肾涩精；莲子心（胚芽）：味苦，性寒，清心安神，交通心肾，涩精止血；荷叶：味苦、涩，清暑利湿；荷梗（叶柄及花柄）：味苦，性平，通气宽胸，和胃安胎。

【附注】别名：莲花、水芝、水芙蓉、莲等。我国荷花品种繁多，已知 200 多个，如：并蒂莲，红建莲，白湘莲和红千叶等。深圳仙湖植物园引种栽培约 200 种。

第九章 妇科疾病

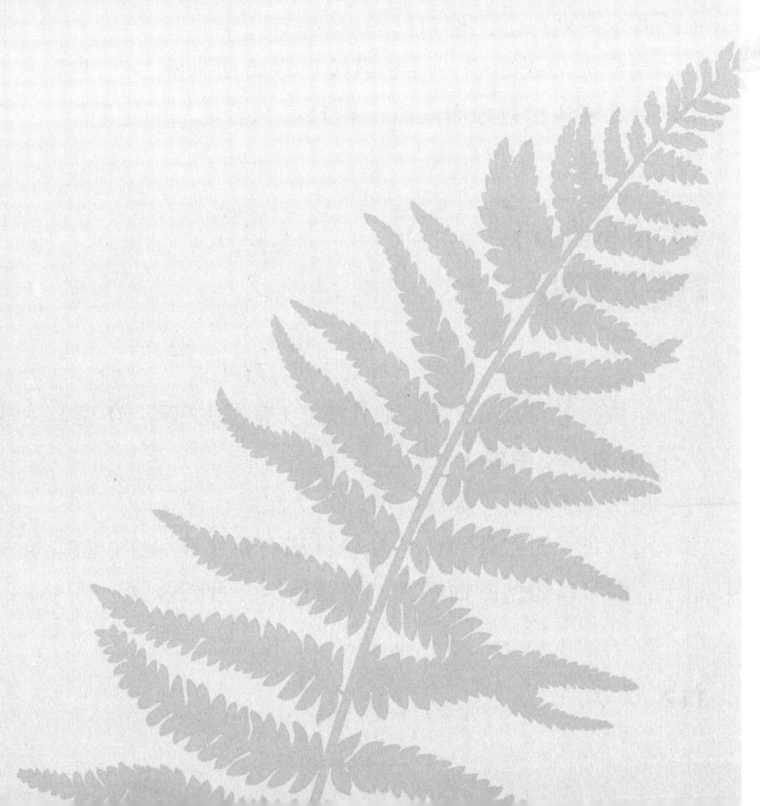

月经不调

女性进入青春期后会来月经，月经是生理上的循环周期，每隔 28 天左右，子宫内膜会发生一次自主增厚、血管增生、腺体生长分泌以及子宫内膜崩溃脱落并伴随出血的周期性变化。部分女性会出现月经不调的现象。月经不调是指月经的周期、经期、经量异常的一类疾病，包括月经先期、月经后期、月经先后无定期、经期延长、月经过多、月经过少等。由于工作压力加大、工作节奏加快、生活无规律等，外加许多女性过分要求自己身材苗条，刻意节食，导致许多现代女性受到了月经不调的困扰。长期的精神压抑、生闷气或遭受重大精神刺激、心理创伤等，都可导致月经失调或痛经、闭经。另外，嗜好烟酒也可以干扰与月经相关的生理过程，引起月经不调。治疗月经不调是中医的特色，结合月经的周期、颜色、质地、数量及全身症状，中医治疗以改变月经周期和出血量为主，从寒、热、虚、实四个方面辨证治疗。

【中医术语解释】

月经先期：中医病名。是指月经周期提前 7 天以上，甚至 10 余天一行，连续 3 个周期以上者。也称经期超前、经行先期、经早、经水不及期等。

月经后期：月经后期，中医病名。月经周期延后 7 天以上，甚至 3 ~ 5 个月，连续两个周期以上，称为月经后期。

月经先后无定期：月经不按正常周期来潮，时或提前，时或延后在 7 天以上，且连续 3 个月经周期者，称为“月经先后无定期”。

【岭南单验方】

1. 血热型

方 1

组成：牡丹皮 10 克、地骨皮 10 克、生白芍 10 克、生地 12 克、黄柏 6 克、茯苓 10 克、生地榆 15 克。

用法：水煎服，每日一剂，分 2 次服。

适应证：月经不调，经血色红或有紫块或深红、质黏而稠，心胸烦闷，面红口干，咽干口燥，颜面潮红，尿黄便结，舌红苔黄。

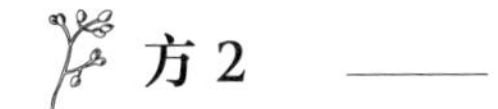

方 2

组成：鸡冠花 100 克。

用法：水煎服，每日一剂，分 2 次服。

适应证：月经提前，经量多、色紫红、质黏稠，面赤口干，喜冷饮，心胸烦躁，大便干，小便黄，舌质红，苔黄，脉滑数。

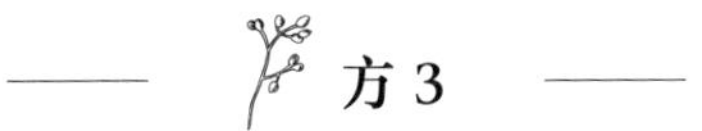

方 3

组成：木芙蓉干花 10 朵。

用法：水煎服，每日一剂，分 2 次服。

适应证：月经不调，经量多或不止，经血色紫红、质黏稠，心胸烦闷，面红口干，咽干口燥，颜面潮红，尿黄便结，舌红苔黄。

2. 肝郁化热型

组成：牡丹皮 10 克、山栀 9 克、当归 9 克、白芍 12 克、白术 10 克、炙甘草 3 克、柴胡 9 克、郁金 9 克、生地 15 克、旱莲草 10 克。

用法：水煎服，每日一剂，分 2 次服。

适应证：月经不调，经行不畅，胸胁乳房及小腹胀痛，胸闷不舒，烦躁易怒或善叹息，嗳气食少，经血色红或紫，舌边尖红，口苦咽干，苔薄黄。

3. 气虚型

方 1

组成：党参 12 克、黄芪 30 克、当归身 12 克、川芎 6 克、白芍 10 克、熟地 15 克、仙鹤草 30 克、升麻 6 克、柴胡 9 克、白术 10 克、**广陈皮** 6 克、阿胶 12 克（烊、冲）、炒枣仁 10 克。

用法：水煎服，每日一剂，分 2 次服。

适应证：经行先期，或经期延长，经量多色淡质清稀，神疲肢软乏力，心悸气短，食少便溏，小腹空坠，舌淡苔薄。

方 2

组成：仙鹤草 24 克、益母草 12 克、醋制香附 9 克。

用法：水煎，每日一剂，分 2 次服。

适应证：月经期提前或经期延长，月经量多，经血颜色浅淡、质地清稀，同时还会伴随着心悸气短、神疲肢软乏力、小腹空坠、食少便溏、舌淡苔薄。

4. 血虚型

方 1

组成：陈阿胶9克（烊、冲）、艾叶3克、当归12克、川芎6克、熟地12克、白芍10克、鸡血藤12克、山茱萸9克、淫羊藿10克。

用法：水煎服，每日一剂，分2次服。

适应证：经期错后，经量少色淡、质清稀，头晕眼花，心悸怔肿，少寐多梦，面色萎黄无华，舌淡少苔。

方 2

组成：**黄花倒水莲**根皮30克。

用法：洗净切碎，炖鸡肉服食。

适应证：月经推迟，月经量少，面色发白或者萎黄，毛发爪甲不荣，口唇发白，舌质淡，脉沉细无力。

方 3

组成：翼核果15克。

用法：水煎服，每日一剂，分2次服。

适应证：月经后期，量少者，头晕眼花，面色萎黄无华，四肢麻木，舌淡少苔。

5. 血寒型

方 1

组成：当归9克、川芎6克、白芍10克、桂心3克、莪术15克、川牛膝9克、甘草3克、乌药10克。

用法：水煎服，每日一剂，分2次服。

适应证：经期延后，色暗量少，小腹冷痛、得热则减，或畏寒肢冷，面色苍白，舌苔薄白。

方 2

组成：**横经席**50克。

用法：水煎服，每日一剂，分2次服。

适应证：月经后期，经量少色暗、有块或色淡质稀，伴有小腹冷痛、喜温喜按、得热则减，或畏寒肢冷，小便清长，大便稀薄，舌淡，苔薄白，脉沉紧或沉迟无力。

【岭南药集锦】

广陈皮

【历史记载】始载于《神农本草经》，列为上品。《本草品汇精要》称："道地广东。"《药物出产辨》载："产广东新会为最。"

【来源】芸香科植物橘及其栽培变种的干燥成熟果皮。

【形态特征】常绿小乔木，枝柔弱，通常有刺。单身复叶互生，叶片披针形或椭圆形，长4～11厘米，宽1.5～4厘米，具半透明油腺点。花单生或数朵生于枝端或叶腋，白色或带淡红色；花萼杯状，5裂；花瓣5，长椭圆形；雄蕊15～25，花丝常3～5枚连合。柑果近圆形或扁圆形，红色、朱红色、黄色或橙黄色；瓤瓣7～12，极易分离。花期3～4月，果期10～12月。

【主产地】产于广东新会、广州、四会、江门等地，产量较小，但质佳。

【性味功效】性温，味苦、辛。理气健脾，燥湿化痰。

【附注】果皮常三瓣相连，形状整齐，厚度均匀，约1毫米。点状油室较大，对光照视，透明清晰。质较柔软。

黄花倒水莲

【别名】黄花大远志、黄花远志、吊黄、倒吊黄花。

【历史记载】广州部队《常用中草药手册》。

【来源】远志科远志属植物黄花倒水莲，以根入药。

【形态特征】落叶灌木，高1～3米，全株有甜味。根粗壮，淡黄色，肉质。树皮灰白色。叶互生，膜质；披针形或倒卵状披针形，长8～20厘米，宽3～7厘米，先端渐尖，基部渐狭或近圆形，全缘；具短柄。总状花序顶生，下垂；花黄色，左右对称；萼片5，内面2枚大而花瓣状；花瓣3，下部合生，中央的一瓣较大，呈囊状，近顶端处有流苏状附属物；雄蕊8，花丝下部合生；子房上位2室。蒴果阔肾形，扁平。种子有毛，一端平截，一端突起。花期夏季。

【主产地】生于山坡疏林下或沟谷丛林中。分布于广西、广东、湖南、江西等地。

【性味功效】味甘，性微温。补益，强壮，祛湿，散瘀。治虚弱虚肿、急慢性肝炎、腰腿酸痛、跌打损伤。

横经席

【别名】跌打将军、碎骨莲、皮子黄、梳篦木、独角风。

【来源】藤黄科胡桐属植物薄叶胡桐，以根、叶入药。全年或秋冬采，鲜用或晒干。

【历史记载】广州部队《常用中草药手册》。

【形态特征】灌木至小乔木，高 1 ~ 5 米。幼枝四棱形，有狭翅。叶对生，薄革质，长圆形或披针形，长 6 ~ 12 厘米，宽 1.5 ~ 3.5 厘米，先端渐尖、急尖或尾状渐尖，基部楔形，边全缘略反卷，中脉上面凸起，侧脉细密，平行排列成篦子形。花两性，白色略带微红，通常 3 朵，有时 1 ~ 5 朵排成聚伞花序；小苞片线形，早落；萼片 4，外面 2 片较小，圆形，内面 2 片较大，倒卵形；花瓣通常 4，倒卵形；雄蕊多数，花丝基部合生成 4 束；子房卵形，花柱细长，柱头钻状。核果卵状长圆形，长 1.6 ~ 2 厘米，宽 1 ~ 1.2 厘米，顶端有短尖头。花期夏季，果期秋季。

【主产地】生于山地疏林或密林中。分布于广东、广西等地。

【性味功效】味微苦，性平。祛瘀止痛，补肾强腰。治跌打损伤、风湿骨痛、肾虚腰痛、月经不调、痛经。

痛经

很多女性受痛经、经期不准、腹胀等困扰。痛经是指经期前后或行经期间出现下腹剧烈疼痛、腰酸，甚至恶心、呕吐的现象，它是女性的常见病。痛经总会给女性带来许多烦恼，严重的会直接影响正常工作和生活。需要指出的是，一般的下腹不适但并不妨碍工作和生活者，不应称为痛经。痛经分为两种类型：原发性痛经和继发性痛经。月经初潮即开始痛经者称原发性痛经，常由子宫发育不良、子宫颈狭窄等引起。若由子宫内膜异位症、慢性盆腔炎等疾病引起的，则为继发性痛经。原发性痛经以青春期及未婚者多见，继发性痛经以育龄期妇女多见。严重痛经者可见面色苍白，恶心呕吐，甚至昏厥，一般只要经血下行通畅，腹痛即可缓解或消失，痛止后患者感觉全身乏力。中医辨证将痛经分为实证和虚证两类，为妇科急诊常见病之一。

【中医术语解释】

温经散寒：治法之一。即用温通经络药物与辛温散寒之药物配合，以治疗寒邪凝滞经络的方法。

调经：针对月经紊乱失常病证采用的多种以调养为主的治疗方法。

包煎：指入汤剂时有的药要另用纱布包好入煎，即将药物包于原色稀棉布布袋中进行煎煮。

【岭南单验方】

内服方：

1. 气滞血瘀

方 1

组成：乌药 10 克、砂仁 3 克（后下）、木香 10 克、延胡索 12 克、制香附 15 克、失笑散 10 克（包煎）、郁金 10 克、枳壳 10 克、艾叶 3 克。

用法：水煎服，每日一剂，分 2 次服。

适应证：经前或经期下腹胀痛，经色暗红，经前乳胀，胸膺掣痛，苔薄，脉细。

方 2

组成：三七粉 3 克。

用法：经前及经痛时以温开水送服，每日 1 ~ 2 次。

适应证：经前或经期下腹胀痛，经色暗红，经血量少、有块，血块下后痛减，经前乳胀，小腹刺痛拒按，胸腹刺痛，苔薄，脉细。

方 3

组成：荔枝核（烧用）30 克、香附 30 克。

用法：研末，每日 2 次，每次服 6 克，以温开水送服。

适应证：经前或经期胸腹胁肋及下腹胀痛，经色暗红，经前乳胀，苔薄，脉弦或细。

方 4

组成：红花 200 克、低度酒 1000 毫升、红糖适量。

用法：将红花洗净，晾干表面水分，与红糖同装入洁净的纱布袋内，封好袋口，放入酒坛中，加盖密封，浸泡 7 日即可饮用。每日 1 ~ 2 次，每次饮服 20 ~ 30 毫升。

适应证：月经量少，伴有血块，胸腹痛，乳房痛，腹胀，经闭，恶露不行，苔薄，脉细。

2. 寒湿凝滞

方 1

组成：吴茱萸 6 克、当归 10 克、川芎 10 克、炒白芍 12 克、桂枝 5 克、牡丹皮 6 克、生姜 5 片、木香 10 克、延胡索 15 克、炙甘草 5 克、生蒲黄 12 克（包煎）。

用法：水煎服，每日一剂，分 2 次服。

适应证：经行下腹冷痛，喜用热敷，经少不畅、色暗有块，畏寒肢冷，大便溏薄，苔白腻，脉弦紧。

方 2

组成：干姜、艾叶各 10 克，薏苡仁 30 克。

用法：水煎服，每日一剂，分 2 次服。

适应证：经期或经后小腹冷痛或绞痛，疼痛拒按且得热痛减，经水量少，经色淡而夹白块，或经色如黑豆汁，经行不爽，畏寒便溏，舌边紫或牙龈紫黯，脉沉紧等。

方 3

组成：凤尾草 30 克、**黑老虎** 15 克、海风藤 15 克、乌药 9 克。

用法：水煎服，每日一剂，分 2 次服。

适应证：经行下腹冷痛，经少不畅，畏寒肢冷，大便溏薄；产后恶露不净的腹痛等。

3. 湿热阻络

方 1

组成：当归 9 克、川芎 9 克、生地 15 克、黄连 9 克、香附 9 克、桃仁 9 克、川红花 9 克、莪术 9 克、延胡索 12 克、牡丹皮 9 克、黄柏 12 克、蒲公英 12 克。

用法：水煎服，每日一剂，分 2 次服。

适应证：经前或经行小腹胀痛拒按，经量少或多、色紫红、质稠秽臭，身热口渴，便秘溲赤，苔黄腻，脉弦数。

方 2

组成：大蓟 15 克。

用法：水煎服，每日一剂，分 2 次服。每月月经来潮前 4 ~ 5 日开始服药，服 5 日为 1 个疗程。

适应证：经前或经期小腹疼痛，或感腹内灼热，经行量多质稠，经色鲜或紫，小便短赤，带下黄稠，舌红，苔黄腻，脉弦数。

方 3

组成：**龙船花** 25 克。

用法：水煎服。

适应证：经前或经期小腹疼痛，甚则痛及腰骶，或感腹内灼热，经行量多质稠、色鲜或紫、有小血块，或闭经，时乳胁疼痛，小便短赤，带下黄稠，舌红，苔黄腻，脉弦数。

4. 气血虚弱

方 1

组成：阿胶 9 克（烊、冲）、艾叶 6 克、当归 12 克、炒白芍 15 克、川芎 6 克、熟地 12 克、失笑散 10 克（包煎）、香附 10 克、炮姜 5 克。

用法：水煎服，每日一剂，分 2 次服。

适应证：经行或经后下腹隐痛，喜用手按于腹部，经色淡红，神疲乏力，头晕目花，面色萎黄，舌淡，脉细弱。

方 2

组成：山楂 30 克、向日葵子 15 克。

用法：将山楂、向日葵子炒熟、打碎、煎浓汁。每日一剂，分 2 次服。月经来潮头 1 天开始服，连服 2 剂。

适应证：经期或经后小腹隐痛喜按，月经量少、色淡质稀，神疲乏力，头晕心悸，失眠多梦，面色苍白，舌淡，苔薄，脉细弱。

5. 血瘀

方 1

组成：月季花 10 克。

用法：将其泡之代茶，每日饮用。

适应证：经前或经行之时，小腹刺痛拒按，经闭，胸腹胀痛，经血量少、有块，血块下后痛减。

方 2

组成：虎舌红 10 克。

用法：水煎服，每日一剂，分 2 次服。

适应证：经前或经行之时小腹刺痛，经血量少、有块，血块下后痛减。

外用方：

方 1

组成：白芥子粉 3 克。

用法：置神阙穴，用胶布固定，热水袋（水温 50 摄氏度）熨烫，每日 3 次，每次半小时。

方 2

组成：冬葵子 1 公斤，大青盐 1 公斤。

用法：铁锅炒热，软布包裹，置脐及少腹熨之，每日 1 ~ 2 次。

方 3

组成：川乌、草乌、荜茇、良姜等量研末。

用法：搐入鼻孔则痛止。经前 5 ~ 6 天搐入鼻孔嗅闻，每日 3 次，痛止停药。

【岭南药集锦】

黑老虎

【别名】冷饭团、臭饭团、酒饭团、过山龙藤、大钻、万丈红、透地连珠、紫根藤、外红消、红过山、钻骨风、大叶南五味。

【历史记载】《中华本草》《全国中草药汇编》。

【来源】木兰科南五味子属植物绯红南五味，以根或藤入药。

【形态特征】常绿攀缘藤本，长 3 ~ 6 米。茎下部僵伏土中，上部缠绕，枝圆柱形，棕黑色，疏生白色点状皮孔。单叶互生；柄长 1 ~ 2.5 厘米；叶革质，叶片长圆形至卵状披针形，长 8 ~ 17 厘米，宽 3 ~ 8 厘米，先端钝或急尖，基部宽楔形或近圆形，全缘，上面深绿色，有光泽，几无毛，侧脉 6 ~ 7 对，网脉不明显。花单生叶腋，稀成对，雌雄异株；花被红色或红黄色，10 ~ 16 片，椭圆形或椭圆状倒卵形，长 12 ~ 15 毫米，宽 5 ~ 14 毫米；雄蕊群椭圆形或圆锥形，先端有线状钻形附属物；雄蕊 14 ~ 48，排成 2 ~ 5 列；雌蕊群卵形至球形，雌蕊 5 ~ 7 列。聚合果近球形，成熟时红色或黑紫色，直径 6 ~ 10 厘米或更大；小浆果倒卵形，长达 4 厘米，外果皮革质，不显出种子。种子红色，心形或卵状心形。花期 5 ~ 7 月，果期 8 ~ 10 月。

【生境与分布】生态环境：生于山地疏林中，常缠绕于大树上。分布于江西、福建、湖南、广东、广西、四川、贵州、云南等地。

【性味功效】味辛、微苦，性温。行气止痛，散瘀通络。主治胃及十二指肠溃疡、慢性胃炎、急性胃肠炎、风湿痹痛、跌打损伤、骨折、痛经、产后瘀血腹痛、疝气痛。

【附注】黑老虎其叶、花、果均可供观赏，叶、花、果相互映衬，繁中见秀，别具一格，是一种较好的观光农业植物。果实更是享有“神奇长寿果”“第三代新兴水果”的美誉，具有较高的营养价值，含有多种营养成分，是一种开发潜力较高的食药两用型野生水果。

龙船花

【历史记载】《新修本草》有收载，称“卖子木”。《本草纲目》载：“卖子木出岭南、邛州山谷中，其叶似柿。”龙船花之名首见于清代《生草药性备要》。

【来源】茜草科植物龙船花的干燥花。

【形态特征】常绿灌木，高 0.5 ~ 2 米。全株无毛；小枝深棕色。叶片薄革质或纸质，对生，椭圆形、长圆状倒卵形或长圆状披针形，长 6 ~ 13 厘米，宽 3 ~ 3.5 厘米，全缘；叶柄短，长约 5 毫米；托叶生于两叶柄间，抱茎，顶端具软刺状突起。聚伞花序顶生，密集聚成伞房状；总花梗棕红色，苞片极小，红色，齿状；花直径 1.2 ~ 1.6 厘米，具短的花梗；花萼宿存，深红色；花冠高脚碟状，略带肉质，红色或黄白色，花冠裂片 4，倒卵形或近圆形，花冠管细长，长 3 ~ 3.5 厘米；雄蕊 4；子房下位。浆果近球形，成熟时近黑色。花期全年。

【主产地】广东及广西、福建、台湾等地。

【性味功效】性凉，味辛、甘。清肝止血，活血调经，散瘀止痛。

【附注 1】岭南常用草药。

【附注 2】原产于我国台湾、福建、广东、广西和马来西亚以及印度尼西亚，丛林中多有野生。现热带地区普遍栽培供观赏，栽培品种很多。

第十章 小儿科疾病

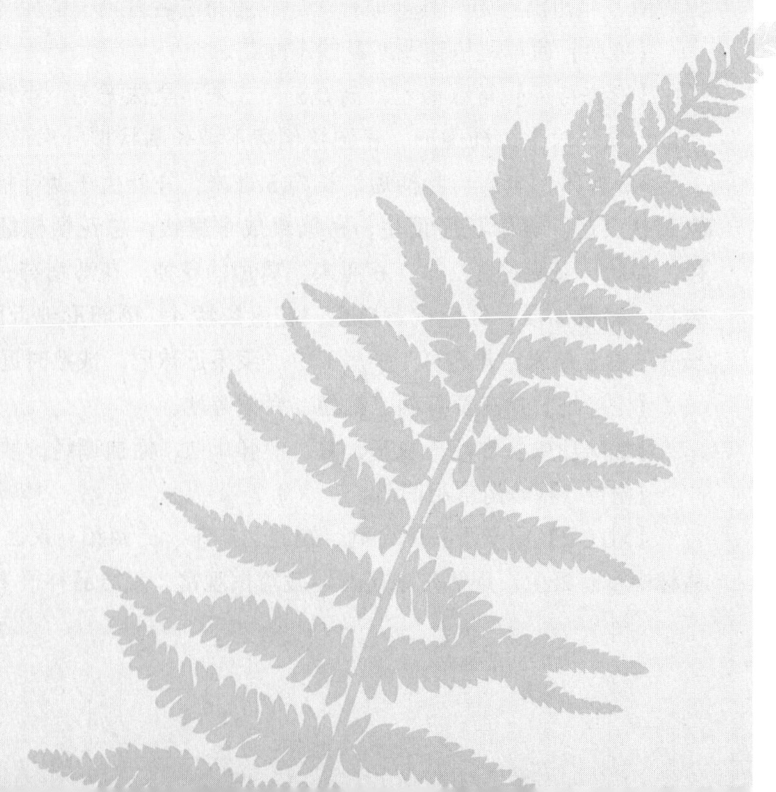

小儿遗尿症

小儿遗尿症是指排尿不受控制，俗称尿床。多数小孩在2岁半到3岁时就能正常控制膀胱，避免尿床，并且女孩比男孩更早获得这种控制。医学上，5岁以后仍尿床的才能诊断为遗尿症。遗尿的原因有很多，目前还没有定论。心理因素、神经系统成熟延迟、尿路畸形、其他疾病的并发症等都可能引起尿床。另外，有些小孩由于膀胱功能性容量比较小，到夜间入睡后醒不过来，也会导致尿床。小孩尿床行为若被同伴发现，容易遭受嘲笑，导致其孤僻、苦闷、自卑心理的形成，对他的生活产生一定的影响，甚至还可能影响他将来的社会行为。因此，小儿遗尿不容忽视。本病属于中医的“遗尿”“遗溺”等病症范畴。中医学认为主要病因是先天禀赋不足或久病大病后失于调养。

【中医名词术语】

下元亏虚：又称命门虚衰。指阳虚肾失温煦、气化等所表现的虚寒证候。多因素体阳虚或久病及肾等所致。治宜温补肾阳。常用金匮肾气丸、右归饮。

【岭南单验方】

内服方：

1. 下元亏虚

方1

组成：菟丝子10克、山药10克、灯心草3克、川续断6克、茯苓6克、桑螵蛸6克。

用法：水煎服，每日一剂，分2次服。

适应证：夜间遗尿，怕冷喜热，面色苍白，体弱多病，夜间不易叫醒，小便清长，舌淡。

方2

组成：桑螵蛸6克、益智仁6克、补骨脂4克。

用法：将药物研成细末，每日2次，连服半个月。

适应证：夜间遗尿，畏寒肢冷，夜间不易叫醒，白天小便次数增加，舌淡。

方 3

组成：**芡实** 10 克，金樱子、菟丝子、车前子各 6 克。

用法：水煎服，每日一剂，分 2 次服。

适应证：夜间遗尿，面色苍白，便溏泄泻，畏寒肢冷，甚者男性滑精，女性白带清稀，舌淡；下元亏虚型遗尿。

2. 脾肺气虚

方 1

组成：黄芪 10 克、白术 8 克、广陈皮 6 克、升麻 2 克、柴胡 2 克、人参 3 克、甘草 3 克、当归 10 克、乌药 6 克、益智仁 3 克。

用法：水煎服，每日一剂，分 2 次服。

适应证：夜间遗尿，面色苍白无光泽，易于感冒，体弱无力，食欲差，腹胀，大便偏稀或有脱肛，舌淡。

方 2

组成：鲜花生叶 10 克、山药 10 克、甘草 2 克。

用法：水煎服，每日一剂，分 2 次服。

适应证：夜间遗尿，大便溏薄，食欲不振，舌淡苔薄白，脉细弱。

3. 肝经湿热

方 1

组成：栀子 6 克、黄芩 6 克、柴胡 3 克、生地 6 克、车前草 6 克、泽泻 3 克、木通 1 克、甘草 3 克。

用法：水煎服，每日一剂，分 2 次服。

适应证：遗尿量少，伴有尿味腥臊、色黄，平时性情急躁，唇红苔黄，脉数有力。

方 2

组成：**夜香牛** 10 克。

用法：水煎服，每日一剂，分 2 次服。

适应证：睡中遗尿，小便黄臊，性情急躁，夜间磨牙，面赤唇红，舌苔黄腻，脉弦滑或滑数。

方 3

组成：薏苡仁 30 克、赤小豆 20 克。

用法：水煎服，每日一剂，分 2 次服。

适应证：遗尿伴有尿少而黄，性情急躁，梦中磨牙，目睛红赤，舌红，苔黄腻，脉弦数等。

外敷方：

方 1

组成：五倍子 3 克、何首乌 3 克。

用法：上药共研细末，用醋调敷于脐部，后以纱布覆盖，每晚 1 次，连用 3 ~ 5 次。

方 2

组成：葱白 12 克、金樱子 20 克、棉花根 12 克、白胡椒 6 克。

用法：将药物捣烂，调拌芝麻油或蛋清，外敷贴脐中。

方 3

组成：生姜 30 克、炮附子 6 克、补骨脂 12 克。

用法：将生姜捣成泥，余药共研细末，合为膏状，填入脐中，外用无菌纱布覆盖，胶布固定，5 天换药 1 次。

【岭南药集锦】

芡实

【历史记载】始载于《神农本草经》，列为上品。《本草纲目》说："芡可济俭歉，故谓之芡。"

【植物基源】睡莲科植物芡的干燥成熟种仁。

【形态特征】一年生大型浮水草本，植株多刺；根状茎粗短；茎不明显。初生叶沉水，箭形而小，次生叶漂浮水面，圆盾形或盾状心形，直径可达 130 厘米，上面多皱褶，下面带紫色，叶柄及叶脉均多刺。花单生于花梗顶端，伸出水面；萼片 4，有刺；花瓣多数，紫红色，长 1.5 ~ 2 厘米；雄蕊多数；成 8 束；子房下位，8 室，柱头圆盘形。浆果鸡头状，海绵质，暗紫红色，密被尖刺，直径 5 ~ 10 厘米。种子 8 ~ 20，球形，直径约 1 厘米，有浆质假种皮及黑色厚种皮，胚乳粉质。花期 6 ~ 9 月，果期 7 ~ 10 月。

【主产地】广东全省各地均有栽培，以肇庆所产最为著名，特称“肇实”。

【经济价值】种子及根状茎富含淀粉、蛋白质、脂肪、胡萝卜素等，供食用；全草可作猪饲料或绿肥。种子俗称“鸡头米”。

【药用价值】种子为传统中药，性平，味甘、涩。益肾固精，补脾止泻，祛湿止带。

【附注】栽培或野生于湖沼、池塘中。

夜香牛

【别名】伤寒草、消山虎。

【植物基源】菊科斑鸠属植物夜香牛，以全草入药。

【形态特征】一年生或多年生草本，高 20 ~ 100 厘米。根垂直，多少木质，分枝，具纤维状根。茎直立，通常上部分枝，或稀自基部分枝而呈铺散状，具条纹，被灰色贴生短柔毛，具腺。下部和中部叶具柄，菱状卵形，菱状长圆形或卵形，长 3 ~ 6.5 厘米，宽 1.5 ~ 3 厘米，顶端尖或稍钝，基部楔状狭成具翅的柄，边缘有具小尖的疏锯齿，或波状，侧脉 3 ~ 4 对，上面绿色，被疏短毛，下面特别沿脉被灰白色或淡黄色短柔毛，两面均有腺点；叶柄长 10 ~ 20 毫米；上部叶渐尖，狭长圆状披针形或线形，具短柄或近无柄。

【产地】常见于山坡旷野、荒地、田边、路旁。广泛分布于浙江、江西、福建、台湾、湖北、湖南、广东、广西、云南和四川等省区。

【性味功效】味苦、微甘，性凉。疏风散热，凉血解毒，安神。用于感冒发热、咳嗽、痢疾、黄疸型肝炎、神经衰弱；外用治痈疖肿毒、蛇咬伤。

小儿厌食症

谁家父母不希望孩子长得结实健壮？然而不少家长总是因为孩子厌食而揪心惆怅，尽管百法使尽，可孩子就是不好好吃饭，食欲不振，或见饭就够，拒进饮食。如此长久，会导致孩子营养不良，形体消瘦，甚至贫血，严重影响孩子的健康发育，更有可能引起其他疾病。

小儿厌食症是指小儿较长时间见食不贪，食欲降低，甚则拒食的一种病症，多发于学龄前儿童。体内缺锌、不良的饮食习惯、不正确的喂养方法及急慢性疾病的影响等，均可导致孩童厌食。临床主要症状为食欲减低，不思饮食，腹胀，面色萎黄，精神不振，便溏或大便不成形等。中医认为小儿脾胃娇嫩，胃肠消化功能不全，若受冷暖刺激、饥饱失调或贪吃生冷，易损伤脾胃，导致小儿胃口不佳，饮食不下。本病中医称为“纳呆”“恶食”，病久不愈可转为“疳积”。

【中医术语解释】

脾失健运：指脾运化功能失常的病机。脾主运化，脾阳虚则运化失职，不能升清。轻则出现腹胀纳呆、肠鸣、泄泻等消化不良症状；久则面黄肌瘦，四肢无力；若水湿困阻则四肢浮肿，或水泛成痰成饮。治以健脾为主。

完谷不化：指大便中含有较多未消化的食物。

【岭南单验方】

1. 脾失健运

方 1

组成：枳实 10 克、白术 10 克、茯苓 10 克、广陈皮 6 克、神曲 10 克、山楂 10 克、鸡内金 10 克、砂仁 3 克（后下）、谷麦芽各 10 克、香橼皮 10 克。

用法：水煎服，每日一剂，分 2 次服。

适应证：胃纳不香，或食而无味，面黄少华，脘腹胀满，大便完谷不化，舌苔薄白或薄白腻，脉象有力。

方 2

组成：鸡内金 3 克。

用法：将鸡内金研为细末，用开水冲服，日服 3 次，代茶饮。

适应证：主治小儿厌食，面色无华，时而腹痛腹胀，矢气恶臭者。

方 3

组成：莱菔子 6 克、橘子皮 6 克、扁豆 10 克。

用法：将扁豆放锅内炒黄，打碎，然后与莱菔子、橘子皮加清水适量，共煮取浓汁。每日 1 剂，分 1 ~ 2 次饮完，连服 5 ~ 7 天。2 岁以下小儿酌减。

适应证：主治小儿厌食伴有腹胀明显者。

方 4

组成：焦神曲 4.5 克、焦山楂 4.5 克、焦麦芽 4.5 克、鸡内金 1.5 克、枳壳 3 克。

用法：上药共研细末，每日 1 剂，包煎，加水 500 毫升，煎至 100 毫升，分 3 次服。病情严重者，用量可加倍。

适应证：主治小儿厌食，面色无华，时而腹痛腹胀，大便不畅者。

2. 脾胃气虚

方 1

组成：党参 10 克、白术 10 克、茯苓 10 克、半夏 10 克、广陈皮 6 克、木香 6 克、砂仁 3 克（后下）、红枣 5 枚、莲子肉 6 克、甘草 6 克。

用法：水煎服，每日一剂，分 2 次服。

适应证：不思进食，或有拒食，面黄神疲，进食稍多，大便溏稀，舌质淡，苔薄白，脉细软。

方 2

组成：生姜 100 克、党参 50 克、山药 100 克、蜂蜜 100 克。

用法：将生姜捣碎取汁，党参、山药研末，同蜂蜜搅匀，煎膏。每次 1 汤匙，每天 3 次，连服数天。

适应证：不思进食，或有拒食，面黄神疲，进食稍多，恶心欲吐，大便溏稀，舌质淡，苔薄白，脉细软。

方 3

组成：生谷芽 30 克、太子参 10 克、炒白术 10 克、白芍 15 克、甘草 3 克、使君子 15 克。

用法：水煎服，每日 1 剂。

适应证：不思进食，或有拒食，面黄神疲，进食稍多，大便溏稀，或内有虫积，腹部及肛门可有虫爬感，或肛门瘙痒，舌质淡，舌苔薄白，脉细软。

3. 胃阴不足

方 1

组成：石斛 10 克、乌梅 10 克、北沙参 10 克、玉竹 10 克、白芍 10 克、砂仁 3 克（后下）、广陈皮 6 克、谷麦芽各 10 克、佛手 10 克、甘草 6 克。

用法：水煎服，每日一剂，分 2 次服。

适应证：不喜进食，口干多饮，大便干结，形体偏瘦，皮肤干燥，舌红，少津，脉细。

方 2

组成：生谷芽 15 克、荷叶 6 克、佛手 6 克、白芍 10 克、石斛 10 克、生地 10 克。

用法：水煎服，每日一剂，分 2 次服。

适应证：不喜进食，口干口渴，胸闷不畅，大便干结，形体偏瘦，皮肤干燥，舌红，少津，脉细。

方 3

组成：乌梅 5 克、鲜石斛 10 克、鲜芦根 30 克。

用法：水煎代茶饮服。

适应证：不喜进食，口干口渴，小便短赤，大便干结，形体偏瘦，皮肤干燥，舌红，少津，脉细。

方 4

组成：**阳桃** 1 个（连皮切碎，去心）。

用法：加水，小火煎 30 分钟，取汁，加粳米 50 克，煮粥，加糖服食。

适应证：不喜进食，口渴多饮，唇舌发红，小便短赤，大便干结，舌红，少津，脉细。

方 5

组成：**人面子**果 3 ~ 5 个。

用法：水煎服，每日一剂，分 2 次服。

适应证：消化不良，食欲不振。

【岭南药集锦】

使君子

【历史记载】《开宝本草》有收载，云："生交、广等州。"《图经本草》曰："今岭南州郡皆有之。"《本草品汇精要》称："道地眉州。"《药物出产辨》载："以四川为多出，广东则以新会、东莞为好。"

【来源】使君子科植物使君子的干燥成熟果实。

【形态特征】落叶攀缘状灌木，高 2 ~ 7 米，幼时全株被锈色毛。叶对生，长椭圆形至椭圆状披针形，长5～13厘米，宽2～6厘米，两面被黄褐色短柔毛；叶柄被毛，宿存叶柄基部呈刺状。伞房状穗状花序顶生；花萼绿色，细管状，长约6厘米，先端5裂；花瓣5，长圆形或倒卵形，长1.5～2厘米，初开时白色，后变为淡红至红色，有香气；雄蕊10，2轮；子房下位。果实橄榄核状，干燥而革质，黑褐色，有5棱。花期5～9月，果期6～10月。

【主产地】广东连州、罗定、信宜，以及广西、四川、福建、台湾、云南、贵州、湖南部分地区。

【性味功效】性温，味甘。杀虫消积。

【附注1】药材呈椭圆形或卵圆形，通常具5棱，表面黑褐色至紫黑色，平滑，微具光泽；顶端狭尖，基部钝圆，有明显圆形的果梗痕。质坚硬，横切面多呈五角形，棱角处壳较厚，中间呈类圆形空腔。种子长椭圆形或纺锤形。气微香，味微甜。

【附注2】花色明艳，花多而密，叶绿光亮，为优美的垂直绿化植物，宜植于花廊、棚架、花门、栅栏等处。

阳桃

【历史记载】始载于《本草纲目》，称五敛子，云："五敛子出于岭南及闽中，闽人呼之为阳桃。"

【植物基源】酢浆草科植物阳桃，以根、枝、叶、花及果实入药。根、枝、叶全年可采；春末夏初采花；秋季采果。鲜用或晒干。

【形态特征】常绿灌木或小乔木，高可达12米以上。幼枝被柔毛，有小皮孔。单数羽状复叶互生，叶柄及花梗被柔毛，小叶5～11，卵状椭圆形，长3～6.5厘米，宽2～3.5厘米，下面被疏柔毛。圆锥状花序，花小，近钟形，花瓣5，白色或淡紫色，倒卵形；雄蕊10，子房上位，5室。浆果长圆形或椭圆形，长5～8厘米，淡黄绿色，表面光滑，具5翅状棱角；食之味酸。花期3～5月，果期5～9月。

【主产地】广州近郊及潮汕至惠州一带产量较大；广西、海南、云南、福建及台湾等地也有栽培。

【经济价值】我国南方主要果品之一，以个大、饱满、味酸甜者为佳，可生食或制成蜜饯。

【药用价值】果实亦为常用民间药，性寒，味甘、酸；清热解毒，生津止渴，消食健胃。生食，捣汁或煎汤服。

【附注】别名“杨桃”，可分为酸、甜两类。酸杨桃只宜盐渍或蜜饯，或加甘草调味，作凉果食用。甜杨桃我国有10个品系，在广东一般分为“平头”和“尖头”两类。优质品种有双皮大花杨桃、双花中皮杨桃、白桃、钩桃等。

人面子

【植物基源】漆树科植物人面子，以果入药。

【形态特征】常绿大乔木，高可达40米，通常不超过25米。叶连柄长30 ~ 45厘米，叶轴和叶柄常有棱，幼嫩时被短绒毛；小叶11 ~ 17片或更多，近革质，长圆形或长圆状披针形，顶端渐尖，基部不对称，上侧较阔，全缘；侧脉每边8 ~ 9条，背面脉腋内常有簇毛，网脉两面均明显；小叶柄长0.5 ~ 1厘米。圆锥花序顶生，通常比叶短，密被柔毛，花梗长4 ~ 5毫米，被短硬毛；萼裂片卵形，长4 ~ 6毫米，钝头，两面被短绒毛，边缘有缘毛；花瓣白色，披针形或狭披针形。核果扁球形，高1.5厘米，宽约2厘米，核的顶端有孔4 ~ 5个。

【产地】广东除北部外均有栽培。

【经济价值】木材耐朽，可作建筑与家具用材。种子含油脂，可制肥皂。

【药用价值】果实性平，味甘酸，醒酒，解毒，助消化。叶水煎外洗，治疮疡。树皮有止血作用。

【附注】果可生食，亦可腌渍，或与豆豉、辣椒等制成人面子酱。

流行性腮腺炎

每年冬末春初常有一种呼吸道传染病在幼儿园和小学校园内流行，患儿会因一种滤过性病毒而引起发热和耳下部肿大，俗称“大嘴巴”或“痄腮”，医学上称之为“流行性腮腺炎”，简称“腮腺炎”。流行性腮腺炎病毒存在于病人唾液中，病毒通过空气飞沫或直接接触传染，人体患病后可终生免疫。腮腺炎起病初期有发热、头痛、食欲减退及全身不适等症状，1 ~ 2天后出现一侧或两侧腮腺肿大。腮腺肿大的特点是以耳垂为中心，向四周扩大。耳垂下部肿胀最明显，2 ~ 3天内达到高峰，严重者颌下、颈侧及面颊部的软组织甚至脸面发生变形。肿胀皮肤发亮，皮肤不红，表面灼热，边缘不太清楚，摸上去有一种柔软而饱满的弹性感觉。触摸时感觉疼痛，张口及咀嚼困难，吃酸性食物时疼痛加剧，附近的颌下腺及淋巴结也可波及而肿大，发病4 ~ 5天腮腺肿胀逐渐消退，10 ~ 14 天患儿可恢复健康。年龄在 14 岁左右且症状重的男童可并发睾丸炎。

中医认为本病为感受风温，热毒侵犯人体腮腺所致。热毒蕴结腮腺后，气血壅滞不散，故表现为两耳下腮部漫肿，坚硬作痛。因邪从口鼻而入，初起肺胃亦受影响，故伴有恶寒发热、头痛等肺胃失和症状及咽喉红肿等胃热上冲症状。多见于成人或年龄较大的儿童。

【中医术语解释】

温毒：指感受温热时毒而发生的急性感染，即所谓“诸温夹毒”。

【岭南单验方】

内服方：

1. 温毒在表证

组成：板蓝根 10 克、金银花 10 克、连翘 10 克。

用法：将板蓝根煎成汤，一次服下。

适应证：轻微发热恶寒，一侧或两侧耳下腮部漫肿疼痛，触之痛甚，咀嚼不便，或有头痛、咽红咽痛、纳少，舌质红，苔薄白或薄黄，脉浮数。

2. 热毒蕴结证

组成：**扶桑（大红花）**15 克。

用法：水煎服，每日一剂，分 2 次服。

适应证：高热，一侧或两侧耳下腮部漫肿胀痛，范围大，坚硬拒按，张口咀嚼困难，或有烦躁不安，面赤唇红，口渴欲饮，头痛呕吐，咽红肿痛，颌下肿块胀痛，纳少，尿少而黄，大便秘结，舌质红，苔黄，脉滑数。

3. 毒窜睾腹证

组成：大青叶 6 克、野菊花 10 克、龙胆草 6 克、栀子 3 克、黄芩 6 克、黄连 3 克。

用法：水煎服，每日一剂，分 2 次服。

适应证：腮部肿胀同时或腮肿渐消时，一侧或双侧睾丸肿胀疼痛，或少腹疼痛，痛时拒按，或伴发热，溲赤便结，舌质红，苔黄，脉弦。

4. 毒结少阳证

组成：柴胡 10 克、黄芩 10 克、制半夏 8 克、蒲公英 10 克、郁金 6 克、枳壳 5 克、竹茹 5 克、川楝子 8 克、虎杖 8 克、土茯苓 10 克。

用法：水煎服，每日一剂，分 2 次服。

适应证：腮部肿胀数日后，左胁下、上腹部疼痛较剧，胀满拒按，恶心呕吐，发热，大便秘结或溏泄，舌质红，苔黄，脉弦数。

外治方：

方 1

组成：蛇莓 30 克。

用法：捣成糊状，涂患处，每日 1 ~ 2 次。

适应证：高热，一侧或两侧耳下腮部漫肿胀痛，范围大，坚硬拒按，张口咀嚼困难，面赤唇红，兼壮热烦躁，头痛呕吐，咽红肿痛，舌红苔黄，脉滑数。

方 2

组成：仙人掌 60 克、朴硝 6 克。

用法：共捣成糊状，涂患处，每日 1 ~ 2 次。

适应证：一侧或两侧耳下腮部漫肿胀痛，咀嚼不便，面赤唇红，口渴欲饮，舌红苔黄，脉滑数。

方 3

组成：了哥王 30 克。

用法：捣成糊状，涂患处，每日 1 ~ 2 次。

适应证：高热，一侧或两侧耳下腮部漫肿胀痛，坚硬拒按，张口咀嚼困难，面赤唇红，咽红肿痛，舌红苔黄，脉洪数。

方 4

组成：七叶一枝花根适量。

用法：研成细粉，以酒醋各半调成糊状，涂患处，每日 2 ~ 4 次。

适应证：腮部肿胀数日，可伴左胁下、上腹部疼痛，胀满拒按，恶心呕吐，发热，舌质红，苔黄，脉弦数。

方 5

组成：山芝麻。

用法：米酒调涂患处，每日 1 ~ 2 次。

适应证：腮部漫肿胀痛，面赤唇红，口渴欲饮，咽红肿痛，舌红苔黄，脉数。

【岭南药集锦】

扶桑（大红花）

【栽培简史】原产于我国南部、印度及马来西亚。热带亚热带地区普遍栽培。在我国已有 1700 多年的栽培历史。

【植物基源】锦葵科木槿属植物朱槿，以根、叶、花入药。根、叶全年可采，夏秋采花，晒干或鲜用。

【形态特征】常绿灌木，高 2 ~ 6 米。叶互生，宽卵形或卵形，长 7 ~ 10 米，宽 2 ~ 5 厘米，边缘 3 ~ 7 浅裂，有光泽；叶柄长 5 ~ 20 毫米。花大，单生于上部叶腋，下垂；小苞片 6 ~ 7，条形，长 8 ~ 15 毫米，疏生星状毛，基部合生；萼钟形，长约 2 厘米，有星状毛，裂片 5；花冠漏斗形，直径 6 ~ 10 厘米，玫瑰红、淡红或淡黄等色，单体雄蕊，伸出花冠外，子房上位。蒴果卵形。

【经济价值】枝繁叶茂，花大色艳，花期长，为华南常见木本花卉。可用于花篱、花槽、种植路旁或乔木间增添层次和色彩，还可单植和盆栽。茎皮纤维可代麻制绳索、织麻袋。

【药用价值】根皮、叶及花入药，清热解毒，利尿消肿。

【附注】别名朱槿、赤槿、扶桑等，又名“中国蔷薇”，为马来西亚国花。

了哥王

【别名】山雁皮、地锦根、埔银、指皮麻、九信草、石棉皮、雀仔麻、山埔仑、狗信药、消山药、桐皮子、大黄头树。

【来源】瑞香科植物了哥王的干燥根、叶。

【形态特征】直立小灌木，高 30 ~ 150 厘米；小枝红褐色，皮部富含纤维。叶对生，长椭圆形、卵形或倒卵形，长 1.5 ~ 5.5 厘米，宽 8 ~ 16 厘米；全缘，侧脉 5 ~ 7 对。花黄绿色，数朵组成顶生的短总状花序；花萼管状，长 9 ~ 12 毫米，顶端 4 裂，裂片阔卵形或长圆形，长约 3 毫米，花瓣缺；雄蕊 8，2 轮；

子房上位，倒卵形，顶部被毛，柱头头状。核果椭圆形，长约 6 ~ 9 毫米，直径 4 ~ 5 毫米，熟时橙黄至红色。花期 3 ~ 4 月，果期 8 ~ 9 月。

【生境与分布】生于山坡、路边、旷野灌丛中。广东全省各地及长江流域以南各省均有分布。

【性味功效】性寒，味苦、辛，有大毒。消炎止痛、拔毒、止痒。

【附注】岭南民间常用草药。茎皮纤维可造纸。

第十一章 皮肤科疾病

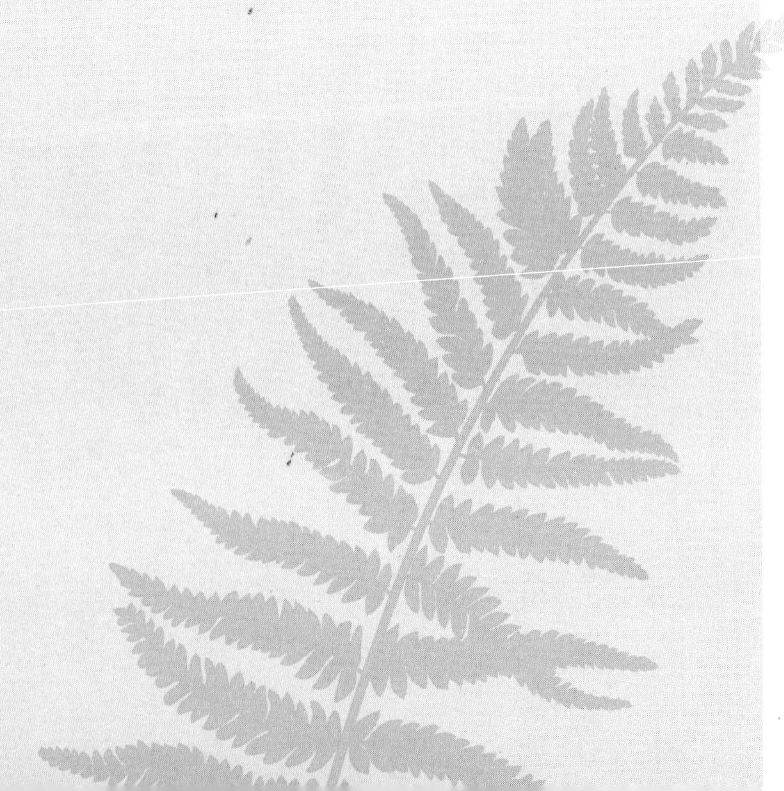

湿疹

湿疹是一种常见的由多种内外因素引起的表皮及真皮浅层炎症性皮肤病。其特点为自觉剧烈瘙痒，皮损呈多形性，对称分布，有渗出倾向，慢性病程，易反复发作。近年来，湿疹的发病率呈上升趋势，这可能与气候环境变化、大量化学制品在生活中的应用、精神紧张、生活节奏加快、饮食结构改变等有关。

湿疹的临床症状变化多端，但根据发病过程中皮肤损伤的表现不同，可将本病分为急性、亚急性和慢性三种。急性湿疹的损害多形性，初期为红斑，自觉灼热、瘙痒，继之在红斑上出现散在或密集的丘疹或小水疱，搔抓或摩擦之后，搔破而形成糜烂、渗液面。日久或治疗后急性炎症减轻、皮损干燥、结痂、鳞屑，而进入亚急性期。慢性湿疹由急性、亚急性反复发作不愈演变而来，或是开始时即呈现慢性炎症，常以局限于某一相同部位经久不愈为特点，表现为皮肤逐渐增厚，皮纹加深、浸润，色素沉着等。常见于小腿、手、足、肘窝、外阴、肛门等处。

中医对湿疹的命名因部位不同而不同，如“浸淫疮”相当于泛发性湿疹，“面游风”相当于面部湿疹，“旋耳疮”相当于耳部湿疹，“乳头风”相当于乳头湿疹，“脐疮”相当于脐部湿疹，“绣球风”“肾囊风”相当于阴囊湿疹，“四弯风”相当于肘窝与膝窝湿疹，“鹅掌风”相当于掌部湿疹，“湿臁疮”相当于小腿湿疹，“肛门圈癣”相当于肛门湿疹。中医认为湿疹是由于禀性不耐，风热内蕴，外感风邪，风湿热邪相搏，浸淫肌肤而成。其中“湿”是主要因素。由于湿邪黏腻、重浊、易变，故病多迁延，形态不定。而慢性湿疹是由于营血不足、湿热逗留，以致血虚伤阴，化燥生风，风燥湿热郁结，肌肤失养所致。

【中医术语解释】

透疹：凡出疹子的病，在应出而未出或疹子出而不畅之时，用辛凉解表一类的治法，使它顺利出疹，不致发生变证，叫作“透疹”。

【岭南单验方】

内服方：

1. 血虚风燥型湿疹

组成：千斤拔 30 克，何首乌 15 克，乌豆衣 12 克，当归、蝉蜕、苦参、白鲜皮各 9 克。

用法：水煎服，每日一剂，分 2 次服。

适应证：患部皮肤增厚，表面粗糙，或呈苔藓样变，色素沉着，脱屑，或见头晕乏力，腰酸肢软，舌质淡红，苔薄白，脉缓或濡细。

2. 湿热型湿疹

方 1

组成：鲜马齿苋 30 克、土茯苓 30 克、生槐花 30 克。

用法：水煎，每日分数次服用，并可配合外洗。

适应证：皮肤可见红斑、肿胀、丘疹、瘰疬等，可有部分出血，渗液较多，浸淫成片，瘙痒较剧烈，舌质红，苔黄腻，脉滑数或弦滑数。

方 2

组成：白菜根 200 克、山银花 20 克、紫背浮萍 20 克、土茯苓 20 克。

用法：水煎，加适量红糖调服，每日 2 次。

适应证：皮肤可见红斑、丘疹，伴有水湿停留，痰多，瘙痒较剧烈，舌红苔黄腻，脉滑数或弦滑数。

3. 风热型湿疹

组成：苍耳子 60 克、防风 60 克、红糖 25 克。

用法：将苍耳子、防风加水浓煎熬膏，加红糖，每次 2 汤匙，以开水冲服。

适应证：皮肤见红斑、丘疹、鳞屑、结痂，或有少量渗液，舌质红，苔薄白或薄黄，脉浮数。

4. 婴儿湿疹

组成：防风草 6 克。

用法：水煎服，每日一剂，分 2 次服。

适应证：婴儿湿疹。

外用方：

1. 阴囊湿疹

组成：黑面神 30 克。

用法：捣烂取汁外擦患处。

适应证：阴囊瘙痒，出疹。

2. 急性湿疹

适应证：起病较快，基底潮红，有明显渗出即结痂。

方 1

组成：**小飞扬** 15 克。

用法：水煎外洗患处，每日 3 次，每次外洗 30 分钟即可。

方 2

组成：白花蛇舌草、鹅不食草各等量。

用法：捣烂敷患处，每日 1 ～ 2 次。

方 3

组成：热痱草等量。

用法：水煎洗患处。

方 4

组成：山芝麻、节节花、**鬼针草**各 60 克。

用法：水煎洗患处。

3. 慢性湿疹

适应证：局部皮肤粗糙肥厚，苔藓样变，瘙痒明显。

方 1

组成：**马缨丹**枝叶（五色梅）、苦楝树根皮、乌蕨叶适量。

用法：水煎外洗患处，每日一次。

方 2

组成：三椏苦鲜叶适量。

用法：掐烂成泥外敷患处，1 日 2 次。

方 3

组成：番木瓜未熟鲜果 1 个。

用法：捣烂，加米醋30克、食盐30克，拌匀后榨取汁液，外涂患处。

【岭南药集锦】

黑面神

【别名】青凡木。

【来源】大戟科植物黑面神的干燥根、叶。

【形态特征】灌木，高0.5～3米，全株无毛，小枝绿色。叶革质，菱状卵形、卵形或阔卵形，长3～6厘米，宽2～3.5厘米，顶端急尖，基部阔楔形，下面通常粉绿色；叶柄长3～4毫米；托叶三角形，长约2毫米。花2～4朵簇生于叶腋，雌花生于小枝上部。雄花：花萼倒圆锥状，裂片6，雄蕊3，花丝合生成柱状；雌花：花萼辐状，裂片6，子房上位。蒴果球形，绿色，直径6～7毫米；种子三棱状，长约5毫米，种皮红色。花、果期几乎全年。

【生境与分布】生于平原区缓坡至山地海拔450米以下的山坡疏林或次生林，或路旁干旱灌丛中。广东各地均产，海南、浙江、福建、香港、贵州、云南等地也有分布。

【性味功效】性凉，味微苦。清热解毒，凉血止痢，收敛止血。

【附注1】岭南常用草药。

【附注2】枝、叶含单宁，干后呈暗黑色。叶面上常因潜叶虫危害，有不规则纹饰，故有“黑面神”之名。

飞扬草

【别名】大乳汁草、大飞扬、节节花、白乳草、大飞扬草。

【来源】大戟科植物飞扬草的干燥全草。

【形态特征】一年生草本，高10～50厘米，茎不分枝或有少数分枝，全体含乳汁，全株被粗毛。叶对生，菱状椭圆形至卵状披针形，长1～3厘米，宽5～17毫米，边缘疏生锯齿，两面被毛。杯状聚伞花序具短梗，密集成球形或近球形的复合花序，腋生；裂片5，三角形；腺体4，紫红色；雄花多朵；雌花腋生。蒴果，直径1.5毫米，种子卵形，淡红色，有皱纹。花、果期：5～12月。

【生境与分布】生于向阳山坡、山谷及路旁，多见于沙质土。广东全省各地及广西、云南、江西、福建、台湾等地均产。

【性味功效】味苦，性平。杀虫止痒。

【附注 1】岭南民间常用草药。

【附注 2】同属植物千根草，在岭南民间称“小飞扬”，亦称“乳汁草”。全草入药，味微酸、性平；清热利湿，止痒，止痢。

三叶鬼针草

【别名】鬼针草、金盏银盘、盲肠草、一包针。

【来源】菊科植物三叶鬼针草的干燥全草。

【形态特征】一年生草本，高 30 ~ 100 厘米。茎直立，多分枝，近方形，有棱。叶对生，为一回羽状复叶，下部有时为单叶，小叶 3 枚，或 5 ~ 7 枚，卵状椭圆形，边缘有锯齿。头状花序多数，中央为管状，花黄色，发育；外围有舌状花 1 ~ 2 层，白色，不育；故又称“金盏银盘”。瘦果条形，有棱，长 1 ~ 2 厘米，先端冠芒状。

【生境与分布】生于路旁、荒地、山坡、田埂上。我国南部大多数省区有分布。

【性味功效】味苦，性平。清热解毒，祛风除湿。

【附注】同属近缘种鬼针草生境、功效近似，全国均有分布。

马缨丹

【别名】五色梅、五彩花、臭草、如意草。

【来源】马鞭草科植物马缨丹的干燥或新鲜叶。

【形态特征】灌木，通常直立，高 1 ~ 2 米。茎枝均呈方柱形，有短柔毛，通常有短而倒生的倒钩刺。叶揉烂后有强烈的臭味，卵形至卵状长圆形，长 3 ~ 8.5 厘米，宽 1.5 ~ 5 厘米，边缘有钝齿，上面有皱纹和短柔毛，触之有粗糙感。花序直径 1.5 ~ 2.5 厘米，总花梗粗壮，长于叶柄；苞片披针形，外面有硬毛；花萼管状，膜质；花冠 4 ~ 5 裂，黄色或橙黄色，开放后不久转为深红色，花冠管长约 1 厘米，内外均有短柔毛；雄蕊 4，着生于花冠管中部；子房上位，2 室。核果浆果状，圆球形，成熟时紫黑色。全年开花。

【生境与分布】生于村边、路旁或荒野。广东中部及南部常见。

【性味功效】味苦，性凉，有小毒。清热解毒，祛风止痒。

【附注 1】岭南草药。

【附注 2】原产热带美洲，现广布于全世界热带，已成为泛热带杂草，并抑制了其他乡土种的生长。

【附注 3】本种尚有多个栽培变种，均为庭院观赏植物，广东常见的有白马缨丹（花白色）和矮马缨丹（植株矮小，花黄色）。

荨麻疹

寒冷的冬天，一走进暖和的房间就浑身发痒，甚至喝口热水、洗热水澡后，前胸、后背和手臂都会浮起一块块红斑，奇痒无比。在暖和的地方待久了，症状会逐渐消失。但若身体冷下来后，再接触热的东西，症状又会出现。其实这是一种过敏性皮肤疾病——荨麻疹。根据临床统计，全世界有这样一个现象：荨麻疹城市发病率高于农村；越发达的城市，发病率通常也越高。除了饮食、空气污染等原因，目前也有专家认为与免疫系统相关。在发达城市中，普通感染性疾病发病率已很低，类似感冒、发热这样的小毛病往往也能立即得到药物控制。而免疫系统没有经过充分锻炼刺激，加上有遗传背景，免疫系统往往容易出现失衡，就容易患过敏性疾病。广州是全国荨麻疹发病率最高的城市之一。广州气温常年在20 ~ 30℃之间，湿度适宜，屋檐下、墙角里、床铺被褥等地方就容易滋生螨虫，这些眼睛看不见的螨虫通过呼吸进入呼吸道，对于过敏性体质的人，就成为了一个重要的过敏原。荨麻疹中医称“风疹块”“风瘾疹”，俗称“鬼风疙瘩”。患者多是汗出受风，或露卧乘凉，风邪多中表虚之人，荨麻疹初起皮肤作痒，次发扁疙瘩形如豆瓣，堆累成片。

【中医术语解释】

调和营卫：是纠正营卫失和、解除风邪的方法。风邪自表而入，可引起营卫失和，其表现为头痛发热、汗出恶风、鼻鸣干呕、脉浮弱、苔白滑、口不渴等症。使用桂枝汤，可以纠正这种营卫失和的状态。

冲任不调：指冲任二脉因肝肾气血失调所引起的病变。冲脉起于子宫，与肾脉并列上行，有总领诸经气血的作用；任脉起于中极之下，循腹部正中线子宫部位上行，有担任调养全身阴脉的作用。故有“冲为血海、任主胞胎”的说法。

【岭南单验方】

内服方：

1. 风热型荨麻疹

组成：地肤子 10 克、蝉蜕 6 克、白茅根 15 克、桑白皮 10 克、浮萍 10 克、大青叶 10 克。

用法：水煎服，每日一剂，分 2 次服。

适应证：多发于夏季，起病急，风团色红，自觉灼热瘙痒，遇热加重，遇冷减轻，多伴有恶心、心烦、口渴、咽部肿痛，舌质红，苔薄黄，脉浮数。

2. 风寒型荨麻疹

组成：浮萍 6 克、麻黄 3 克、地肤子 10 克、防风 10 克、皂角刺 10 克。

用法：水煎服，每日一剂，分 2 次服。

适应证：多发于冬季，风团色白或淡，遇冷加剧，得热则减轻，自觉瘙痒，可伴有畏寒恶风、口不渴，舌淡红，苔薄白或腻，脉浮紧、迟或濡缓。

3. 血虚型荨麻疹

组成：黑芝麻 500 克、冬桑叶 100 克。

用法：研末。炼蜜为丸，每日 4 次，每次 6 克，以红枣汤送服。

适应证：风团色淡红，反复发作迁延数月数年，日久不愈，劳累后复发加剧，自觉瘙痒，伴有神疲乏力、失眠多梦，舌质胖淡，苔薄，脉濡细。

4. 急性胃肠湿热型荨麻疹

组成：马齿苋 30 克，乌梅、绿豆衣、地骨皮各 15 克，广地龙 9 克。

用法：将马齿苋洗净切碎，与乌梅、绿豆衣、地骨皮、广地龙一起入砂锅内，加水适量，共煎 30 分钟，弃渣取汁。每日 2 次，每次一剂。

适应证：常先有皮肤瘙痒，后出现红斑、风团，呈鲜红色或苍白色，伴有恶心、呕吐、腹泻、腹胀等胃肠道不适，苔黄腻，脉滑数，有的可有肠道寄生虫。

外洗方：

方 1

组成：红背叶适量。

用法：水煎外洗。

适应证：风团色红，自觉灼热瘙痒，遇热加重，遇冷减轻，苔黄腻，脉滑数。

方 2

组成：乌桕树根 90 克。

用法：水煎暖洗，每日 1 ~ 2 次。

适应证：风团色白或淡，遇冷加剧，得热则减轻，自觉瘙痒，苔薄白或腻，脉紧。

方 3

组成：枸骨根 30 克。

用法：水煎外洗，每日 1 ~ 2 次。

适应证：风团色淡，反复发作迁延数月数年，日久不愈，劳累后复发加剧。

方 4

组成：闭鞘姜 20 克。

用法：水煎外洗，每日 1 ~ 2 次。

适应证：起病急，风团色红，自觉灼热瘙痒，遇热加重，遇冷减轻，舌质红，苔薄黄，脉浮数。

方 5

组成：大风艾、毛麝香、漆大姑（毛果算盘子）、苦楝树叶适量。

用法：水煎外洗，每日 1 ~ 2 次。

适应证：片状风团、色淡红，瘙痒，可伴口唇及眼睑浮肿，吞咽不适，腹痛，纳差，眠差，大便秘结，小便短赤，舌红，苔黄腻，脉滑。

方 6

组成：**龙眼壳** 20 克。

用法：水煎，洗患处，每日 2 ~ 3 次。

适应证：风团色白或淡，遇冷加剧，得热则减轻，自觉瘙痒，苔白，脉紧。

【岭南药集锦】

红背山麻秆

【别名】红背叶、红背娘。

【来源】大戟科植物红背山麻秆的干燥根、叶。

【形态特征】灌木，高 1 ~ 2.5 米；小枝初被灰色微柔毛。叶阔卵形，长 8 ~ 15 厘米，宽 7 ~ 13 厘米，上面无毛，下面浅红色；基出脉 3 条；小托叶披针形，长 2 ~ 3.5 毫米；叶柄长 7 ~ 12 厘米，浅红色。花雌雄异株；雄花序穗状，腋生或生于一年生小枝已落叶的腋部；雌花序总状，顶生。雄花：萼片 4，雄蕊 7 ~ 8；雌花：萼片 4 ~ 8，子房上位。蒴果球形，直径 8 ~ 10 毫米，具 3 圆棱，果梗长 1 ~ 2 毫米。花期 3 ~ 5 月，果期 6 ~ 8 月。

【生境与分布】生于沿海平地或内陆低山矮灌丛中、疏林下或石灰岩山上。广东各地均产，海南、江西、福建、广西及湖南南部也有分布。

【性味功效】性凉，味甘、涩；解毒，祛湿，止血。

【附注】岭南常用草药。

龙眼

【历史记载】始载于《神农本草经》，列为中品。《名医别录》云："生南海。"《本草经集注》道："广州别有龙眼，似荔枝而小。"

【植物基源】无患子科植物龙眼的假种皮。

【形态特征】常绿乔木，高可达 10 米以上。树皮暗灰色，粗糙。羽状复叶互生，小叶 4 ~ 12，革质、椭圆形或椭圆状披针形，长 6 ~ 12 厘米，宽 2 ~ 5 厘米，基部常偏斜，全缘或微波状，下面粉绿色。圆锥花序顶生或腋生；花小，杂性，黄白色；花萼 5 深裂，黄色，被毛；花瓣 5，被白毛，花盘明显；雄蕊 7 ~ 9，子房上位，密被毛。果球形，不开裂，外果皮黄褐色，略有细瘤状突起；鲜假种皮白色透明，种子黑色，有光泽。花期 3 ~ 4 月，果期 7 ~ 8 月。

【主产地】广东中部和南部常见栽培。福建、广西部分地区也有种植。

【经济价值】鲜假种皮白色透明，肉质，味香甜，富含葡萄糖、多种维生素等营养物质，系岭南著名果品之一。木材坚实，质重，暗红褐色，耐水湿，为造船、家具、细工等良材。

【药用价值】假种皮干后，呈不规则薄片状，棕褐色，半透明，肉质，柔润；一面皱缩不平，另一面光亮而有纵皱纹。入药，称"龙眼肉"或"桂圆肉"，性温，味甘；补益心脾，养血安神。

【附注】龙眼的干果名为"桂圆"，是西北"八宝盖碗茶"的主要原料之一。

第十二章 五官科疾病

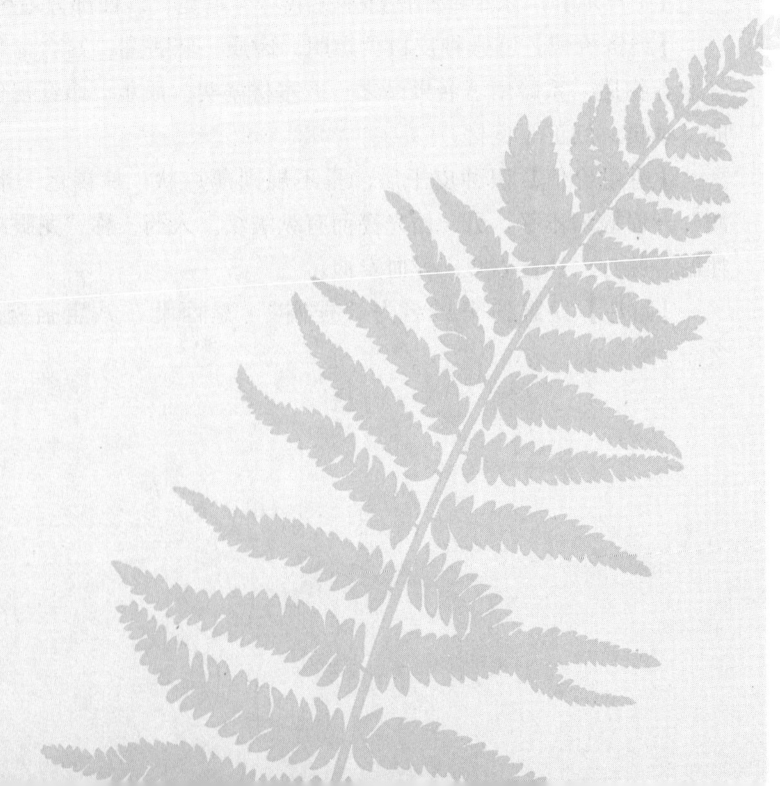

鼻炎

日常生活中，经常有人因连续打喷嚏和流涕鼻塞，就认为自己得了感冒，用治感冒的药物治疗，又达不到预期效果。原因就是他们混淆了感冒与鼻炎这两种不同的疾病，两者之间是有本质区别的。鼻炎指鼻腔黏膜和黏膜下组织的炎症。鼻炎的分类有多种，从病理学改变来说，有过敏性鼻炎、鼻窦炎、慢性单纯性鼻炎、慢性肥厚性鼻炎、干酪性鼻炎、萎缩性鼻炎等；从发病的急缓及病程的长短来说，有急性鼻炎和慢性鼻炎。此外，有一些鼻炎，虽发病缓慢，病程持续较长，但因其有特定的致病因素，便有特定的名称，如变态反应性鼻炎（亦即过敏性鼻炎）、药物性鼻炎等。鼻炎的症状包括鼻塞、鼻痒，流鼻涕、打喷嚏，头痛、嗅觉减退。严重者还伴有鼻腔分泌物增多，且可为单侧性或两侧性。鼻炎，类似于中医文献中的“鼻鼽”。中医认为本病的发生，内则多与脏腑功能失调及个人禀赋体质有关，外则多由气候（风、寒、热、燥）等邪气侵袭鼻窍所致。脏腑功能失调与肺、脾、肾三脏虚损有关，其病主要在肺，其本在脾肾。

【中医术语解释】

鼻鼽：是指由于脏腑虚损、卫表不固所致的，以突发和反复发作的鼻痒、喷嚏、流清涕、鼻塞等为主要特征的鼻部疾病。

【岭南单验方】

内服方：

1. 肺经郁热型鼻炎

方 1

组成：菊花 10 克、栀子花 10 克、薄荷 3 克、葱白 3 克、蜂蜜适量。

用法：将上述药物用沸水冲泡，取汁加蜂蜜调匀。代茶频饮，每日一剂，连用 3 ~ 5 日。

适应证：鼻塞时轻时重，或呈交替性堵塞，涕黄黏、量少，鼻气炽热，鼻道内有黄黏涕，舌红苔黄，脉数。

方 2

组成：葱须 20 克、薄荷 6 克、蔓荆子 15 克。

用法：上述药物加水煎，取汁即可。代茶饮用，每日一剂。

适应证：鼻塞，目赤肿痛，时伴有目生翳障，涕黄稠、量少，舌红苔黄，脉数。

2. 慢性鼻炎

方 1

组成：白芷 30 克，薄荷、辛夷各 15 克，炒苍耳子 9 克。

用法：共为细末。每次服 6 克，饭前用葱汤或凉开水送服。

适应证：鼻塞时轻时重或交替性发作，流涕白黏，或清稀，舌淡苔白，脉细。

方 2

组成：鱼腥草 50 克、藿香 100 克、苍耳子 50 克。

用法：研末。用开水送服。每日 3 次，每次 10 克，连服 16 次为 1 疗程。

适应证：鼻塞时轻时重或交替性发作，流涕黄白黏稠。

3. 过敏性鼻炎

组成：荆芥 8 克、鹅不食草 12 克、刺蒺藜 12 克。

用法：水煎服，每日一剂，分 2 次服。

适应证：突发和反复鼻痒，流涕清稀量大，阵发喷嚏。

外用方：

方 1

组成：辛夷、苍耳子各 9 克。

用法：水煎成汁，加入葱汁少许。滴鼻，每日 3 ~ 5 次。

适应证：晨起遇凉或感风受寒或接触有刺激性的物质后加重，流大量清水样鼻涕，舌苔薄白，脉象或浮或细小。

方 2

组成：鹅不食草 50 克、樟脑 6 克。

用法：共研细面，瓶装密封。用时用药棉裹之塞鼻，每日换药一次。

适应证：遇冷加重，鼻流清涕，舌苔白。

方 3

组成：苍耳子 30 个。

用法：轻轻捶破，放入小铝锅内，加入麻油 50 克，文火煎炸苍耳子，待苍耳子炸枯时，滤取药油装入清洁瓶内备用。用时以消毒小棉球蘸药油少许涂于鼻腔内，每日 2 ~ 3 次，两周为一疗程。

适应证：晨起遇凉或感风受寒加重，流涕清稀量大，阵发喷嚏，舌苔薄白。

方 4

组成：**苦壶卢子** 30 克。

用法：将上药捣碎并置于净瓶中，以 150 毫升好酒浸之，1 周后开封，去渣备用。用时取少许滴入鼻中，每日 4 次。

适应证：鼻痒狂嚏，涕出黄而黏腻，对寒冷刺激并不敏感。可伴见口渴，便秘，舌红、苔黄，脉洪（弦）数。

【岭南药集锦】

苦壶卢子

【别名】苦瓠子、苦葫芦子。

【来源】药材基源：为葫芦科植物小葫芦的种子。采收和储藏：秋季果实成熟时采收，剖开果实，取出种子，晒干。

【形态特征】

小葫芦为一年生攀缘草本。茎、枝具沟纹，被软柔毛。叶互生；叶柄长 10 ~ 20 厘米，顶端有 2 腺体，被毛；卷须纤细，上部分 2 歧，初时被微柔毛；叶片卵状心形或肾状卵形，长、宽均 10 ~ 30 厘米，不分裂或 3 ~ 5 裂，先端锐尖，基部心形，弯缺开张，边缘有不规则的齿；掌状脉 5 ~ 7。雌雄花均单生。雄花花梗细，比叶柄稍长，花萼筒漏斗状，裂片披针形；花冠白色，裂往皱波状，雄蕊 3，花室折曲。雌花花梗比叶柄稍短或近等长；花萼和花冠似雄花；子房中间缢缩，花柱粗短，柱头 3，2 裂。植株结实较多；果实哑铃状，下部大于上部，长不足 10 厘米。花期 7 ~ 8 月，果期 8 ~ 9 月。

【主产地】

我国各地均有栽培。

【性味功效】味苦，性寒。利水，通窍，杀虫，解毒。主小便不利，水肿，鼻塞，鼻息肉，龋齿，聤耳，疥癣。

口腔溃疡

口腔溃疡是日常生活中的常见疾病，包括现代医学的疱疹性口炎、疱疹性咽峡炎、细菌感染性口炎等。主要表现为口腔黏膜上出现表浅性溃疡，可从米粒至黄豆大小，呈圆形或卵圆形，溃疡面为凹面，周围充血，可因刺激性食物引发疼痛，一般一至两个星期可以自愈。口腔溃疡一年四季都会发生，夏天尤为多发。天气热、工作繁忙、吃不好、睡不香，口腔溃疡就会出来作怪，疼起来饭都吃不下，好不容易治好了，过几天又冒出新的溃疡。从中医的角度看，情绪、睡眠、饮食欠佳都是口腔溃疡的好发因素。夏天天气炎热，人情绪容易烦躁激动，进而胃口不好，睡眠也易受到困扰，不是睡不着就是易醒，这都容易触发口腔溃疡，因此每到夏天，口腔溃疡就频频发作。本病中医称之为“口糜”。由于素体心、脾、胃内热较重，在急性热病或泄泻之后，正气受损，心火内盛，循经上熏于口舌，或脾胃蕴热内蒸，积热化火，上熏口腔，加之护理不周，引起黏膜破碎，复感邪毒，乘虚而入，内外合邪腐蚀肌膜而发病。临床表现以实热证为主。

【中医术语解释】

口糜：指多因湿热内蕴，上蒸口腔所致，以口腔肌膜糜烂成片、口气臭秽等为主要表现的疮疡类疾病。

【岭南单验方】

内服方：

1. 脾胃湿热型

方 1

组成：马蓝根（马大青）30 克。

用法：水煎服，每日一剂，分 2 次服。

适应证：口腔内溃疡多，可融合成片，黏膜色红，糜烂处上有灰白色假膜覆盖，口痛拒食，烦躁口臭，并有流涎，溲赤便秘后质红，苔黄腻，脉滑数。

方 2

组成：粗叶悬钩子（八月泡）15 克。

用法：水煎服，每日一剂，分2次服。

适应证：口疮数目较多，大小不等，可融合成小片状，有黄色假膜覆盖，周围黏膜微肿高起、鲜红，灼热疼痛，多发于唇、颊、龈、腭等部位。

2. 心脾热盛型

方1

组成：生地10克、木通6克、灯心草3克、甘草梢5克、穿心莲15克、淡竹叶6克。

用法：水煎服，每日一剂，分2次服。

适应证：舌及口内黏膜出现溃疡或糜烂，溃疡较多，色红作痛，饮食困难，心烦不安，发热口渴，小便短赤，舌质红，苔薄黄，脉数。

方2

组成：半边莲10克、积雪草（崩大碗）10克。

用法：水煎服，每日一剂，分2次服。

适应证：口疮数目较多，面积较大或融合成片，溃疡红肿疼痛，覆盖浅黄色伪膜，伴唇红面赤，心烦口渴，溲黄便秘，舌质红，舌苔黄。

3. 胃火上炎型

组成：栀子15克、白茅根30克、淡竹叶9克、叶下珠20克。

用法：水煎服，每日一剂，分2次服。

适应证：口腔溃疡，溃疡处鲜红，牙龈肿痛，口渴喜冷饮，口臭，大便秘结，小便黄赤，舌质红，苔薄黄，脉滑数。

4. 阴虚火旺型

方1

组成：玄参15克、黄柏10克、牛膝10克、女贞子15克。

用法：水煎服，每日一剂，分2次服。

适应证：口腔溃疡，手足心热，午后或夜间加重，心烦少寐，大便干结，舌质红，少苔，脉细数。

方2

组成：生地黄25克、牡丹皮10克、岗梅根15克、三桠苦15克。

用法：水煎服，每日一剂，分2次服。

适应证：口腔溃疡，心烦少寐，颧红盗汗，口干咽燥，大便干结，舌质红，少苔，脉细数。

外用方：

方1

组成：**菠萝蜜**叶适量。

用法：捣汁成乳状，外用患处。

适应证：口腔溃疡，溃疡处红，舌红苔黄，脉数。

方2

组成：月季花（带花萼）8个。

用法：捣烂，加蜂蜜成糊状，涂患处。

适应证：口腔溃疡，溃疡处红，伴精神压力过大，情绪急躁或抑郁，舌红苔黄，脉弦数。

方3

组成：猪笼草9克。

用法：煎水含漱。

适应证：口腔溃疡，溃疡处鲜红，牙龈肿痛，舌红苔黄，脉滑数。

方4

组成：黄连10克、黄柏20克、青黛10克、硼砂10克、冰片3克。

用法：研末，外敷患处。

适应证：口腔溃疡，有黄色假膜覆盖，周围黏膜微肿高起、鲜红，灼热疼痛，多发于唇、颊、龈、腭等部位，伴牙龈肿痛，舌质红，苔黄腻，脉滑数。

【岭南药集锦】

三桠苦

【别名】三叉虎、斑鸠花、三枝枪、三叉苦、白芸香。

【来源】芸香科植物三叉苦的干燥枝、叶。

【形态特征】灌木或小乔木，高2～8米。树皮灰白色，全株味苦。叶对生，具3小叶，叶柄长；小叶片两端尖，椭圆状披针形，长7 ~ 12厘米，宽2 ~ 5厘米。对光可见小油腺点，揉之有香气。花4数，黄白色，细小，集成腋生圆锥花序；离生心皮，子房上位。果淡茶褐色或红褐色，开裂时果皮内弯，种子黑色，近球形。花期4 ~ 5月，果期8 ~ 9月。

【生境与分布】生于丘陵、溪边的疏林或灌丛中。广东全省各地及广西、云南、福建、台湾部分地区有分布。

【性味功效】性寒，味苦。清热解毒，消肿止痛，祛风燥湿。

【附注1】岭南常用草药，清热解毒，治感冒。枝、叶为广东凉茶组分之一，亦为“三九胃泰”主要成分之一。

【附注2】木材可用于制小型家具。

菠萝蜜

【历史记载】原产于印度，现广植于热带地区。

【来源】桑科植物菠萝蜜的果实。夏秋间成熟时采收。

【形态特征】常绿乔木，高8 ~ 15米。叶革质，螺旋状排列，倒卵状圆形、椭圆形或倒卵形，长7 ~ 25厘米，宽3 ~ 12厘米，侧脉5 ~ 8对；叶柄长1 ~ 3厘米；托叶大，卵形，长1.5 ~ 8厘米，脱落。雄花序顶生或腋生，圆柱形或棍棒状，长2 ~ 8厘米，宽0.8 ~ 2.5厘米，幼时包藏于佛焰苞状的托叶鞘内；雄花：萼管状，上部2裂，雄蕊长1.5 ~ 2毫米；雌花序生于树干上或主枝上。聚花果长圆形、椭圆状或倒卵状，成熟时长30 ~ 60厘米，宽20 ~ 50厘米，黄绿色，表面有六角形的瘤状凸起，内面有很多黄色、肉质的花萼；瘦果长圆形，长约3厘米，宽1.5 ~ 2厘米。花期：春、夏季；果期：夏、秋季。

【主产地】广东南部至西南部及云南、广西、福建部分地区有栽培。

【经济价值】为著名热带水果之一，果型巨大，重可达20公斤，花后增大呈肉质的花萼，芳香可口；种子富含淀粉，煮熟可食。木材黄色，硬度适中，纹理精细，可制家具；木屑可提制黄色染料。乳状汁液可胶着陶器用；树皮纤维可制绳索。

【药用价值】乳状汁液可治口腔溃疡。

【附注】别名：树菠萝（广州）、苞蜜（海南岛）、木菠萝。

慢性咽炎

咽喉是一个机械功能结构，人说话、吃东西、喝水时它都在不停地工作。故咽炎虽说算不上严重疾病，但也会严重影响人们的日常生活。如果病情长久，邻近器官也会被累及，继而引发如气管炎、支气管炎等其他全身并发症，而心脏、肾功能也会随之受害。慢性咽炎患者经常感觉到咽部不舒服，比如咽干、咽痛、咽部憋胀感、咽部异物感、咽部发痒感等等，个体感觉各不相同。西医目前认为慢性咽炎是慢性感染所引起的弥漫性咽部病变，主要是咽部黏膜炎症，多发于成年人。这种炎症性改变的产生和存在与病原微生物如细菌等不一定有直接和密切的关系，而是由多种因素综合作用形成的，比如居处所在的环境污染、自身体质因素、长期粉尘或有害气体刺激、吸烟喝酒过度或其他不良生活习惯、鼻窦炎分泌物刺激、过敏体质或身体抵抗力降低等。因此，以抗生素为代表的消炎药对慢性咽炎并没有直接的治疗作用，也就是说，慢性咽炎的这种炎症不是“消炎”治疗能解决的。慢性咽炎，中医称之为“虚火喉痹”“帘珠喉痹”，归属“喉痹”范畴。本病的病因与感受邪毒、五志过极、先天禀赋不足等有关。病机则可归纳为阴虚火旺、肝郁痰阻、气滞血瘀三型。

【中医术语解释】

虚火喉痹：多因少阴亏虚，水不制火，虚火上炎熏灼咽喉而成。症见咽痛咽干，自觉有异物感，伴有五心烦热、舌红、苔黄、脉细数等。

帘珠喉痹：以喉底颗粒状突起为主要表现的喉痹。相当于西医的慢性肥厚性咽炎。

【岭南单验方】

1. 各种咽炎

方 1

组成：马蓝根（马大青）15 克。

用法：水煎服，每日一剂，分 2 次服。

适应证：咽部疼痛，吞咽不利，咽部红肿，悬雍垂色红、肿胀，喉底红肿，或有颗粒突起。

方 2

组成：小罗伞（斑叶朱砂根）15 克。

用法：水煎服，每日一剂，分 2 次服。

适应证：咽部微痛或痒，黏膜淡红不肿，吞咽不顺。

方 3

组成：阳桃 1 个。

用法：生食，连用数日。

适应证：咽部微红肿、干燥灼热感、微痛，或痒咳，吞咽不利。

方 4

组成：玄参 12 克、藏青果 4 个、桔梗 4 克、生甘草 3 克。

用法：开水冲泡代茶。

适应证：咽部红肿疼痛较剧，软腭及悬雍垂亦红肿，吞咽困难。

方 5

组成：土牛膝 20 克、**岗梅根** 15 克、山芝麻 6 克、甘草 6 克。

用法：水煎服，每日一剂，分 2 次服用。

适应证：咽部疼痛较剧，吞咽困难，软腭及悬雍垂红肿，舌红苔黄，脉数。

2. 肝郁痰阻型

组成：猫爪草 20 克、南杏仁 15 克。

用法：加清水 2 碗半，煎成 1 碗饮用。

适应证：咽部干燥隐痛，终日不舒，咽中梗塞不利，似有异物，颈部作胀，胸胁闷痛，痰液多而黏稠，恶心，情志不舒则加重。苔薄腻，脉弦滑。

3. 慢性咽炎

方 1

组成：罗汉果 10 克。

用法：用开水冲泡，频频当茶饮用。

适应证：肺燥咳嗽痰多，咽干口燥，声音嘶哑。

方 2

组成：屈头鸡（水槟榔）3 粒。

用法：嚼烂，含咽药液。

适应证：暑热口渴，咳嗽痰多，声音嘶哑（未婚未育女性慎久服，孕妇禁服）。

方 3

组成：木蝴蝶 3 克、麦冬 9 克、野菊花 9 克、山银花 9 克。

用法：加清水 2 碗半，煎成 1 碗饮用。

适应证：咽干不舒，微痒微痛，咽部有异物感，恶心，干呕，咳痰不爽，口干善饮，大便干结，苔少或光剥，舌质红，脉细数。

方 4

组成：胖大海 15 克、玄参 30 克。

用法：将胖大海洗净，与玄参同煎，水煎服 200 毫升。每天 1 剂，早晚分服。

适应证：干咳无痰，咽喉干痛，咽部有异物感，恶心，干呕，咳痰不爽，口干善饮，大便干结，苔少舌红，脉细数。

4. 急性咽炎

方 1

组成：**橄榄** 500 克、明矾 60 克。

用法：橄榄去核捣碎，加水 2000 毫升，煎至 500 毫升，过滤去渣，加入明矾溶化。每次 5 毫升，每日 2 次。

适应证：急性咽干、咽痛重者。

方 2

组成：了哥王根 9 克、**两面针** 9 克、三椏苦叶 15 克。

用法：加清水 2 碗半，煎成 1 碗饮用。

适应证：初觉咽干、瘙痒、微痛、灼热感及异物感，继而有咽痛，多为灼痛，吞咽时尤重。

5. 急、慢性咽炎

组成：灯笼草 30 克。

用法：鲜用捣烂取汁，兑开水漱口。

适应证：急、慢性咽炎引起的咽喉红肿、疼痛。

【岭南药集锦】

岗梅

【别名】梅叶冬青、秤星木、点秤根、假青梅。

【来源】冬青科植物秤星树的干燥根和叶。

【形态特征】落叶灌木，高达 1 ~ 3 米；茎枝上有白色皮孔。叶在长枝上互生，短枝上簇生，卵形或卵状椭圆形，边缘有锯齿，长 3 ~ 7 厘米，宽 1.5 ~ 3 厘米，边缘有疏锯齿。花白色，雌雄异株；雄花 2 ~ 3 枚簇生或单生叶腋或鳞片腋内，4 ~ 5 数，雄蕊与花瓣同数而互生；雌花单生于叶腋，4 ~ 6 数，子房上位。浆果状核果，球形，有棱，直径 5 ~ 7 毫米，熟时黑色。花期 3 ~ 4 月，果期 4 ~ 10 月。

【生境与分布】生于旷野、路旁、山坡、灌木丛中。广东全省各地及广西、江西、福建、台湾、浙江等省均有分布。

【性味功效】性凉，味微苦、甘；清热解毒，止咳生津。

【附注】岭南民间常用草药。是“王老吉凉茶”“沙溪凉茶”（广东中山）及中成药“感冒颗粒”主要组分之一。

橄榄

【历史记载】始见于《本草拾遗》。《开宝本草》云:“生岭南，八、九月采。”《图经本草》曰:“今闽、广诸郡皆有之。”

【植物基源】橄榄科植物橄榄的果实。

【形态特征】常绿乔木，高 10 ~ 20 米，有胶黏性芳香树脂。树皮淡灰色，平滑；幼枝、叶柄及叶轮均被极短的柔毛，有皮孔。奇数羽状复叶互生，长 15 ~ 30 厘米；小叶 11 ~ 15，长圆状披针形，长 6 ~ 15 厘米，宽 2.5 ~ 5 厘米，先端渐尖，基部偏斜，全缘，秃净，网脉两面均明显，下面网脉上有小窝点，略粗糙。圆锥花序顶生或腋生，与叶等长或略短；萼杯状，3 浅裂，稀 5 裂；花瓣 3 ~ 5，白色，芳香，长约为萼之 2 倍；雄蕊 6，插生于环状花盘外侧；雌蕊 1，子房上位。核果卵形，长约 3 厘米，初时黄绿色，后变黄白色，两端锐尖。花期 5 ~ 7 月，果期 8 ~ 10 月。

【主产地】广东普宁、惠来、潮阳、饶平、从化，以及广西、台湾、福建、四川、云南部分地区，多有栽培。

【经济价值】热带著名果品之一，以个大、坚实、色灰绿、肉厚、味先涩后甜者为佳。生食或腌制成凉果。树干通直，树冠广阔，枝繁叶茂，为优良的庭院风景树或行道树。

【药用价值】干燥成熟果实亦可入药，性平，味甘，酸；清热、利咽、生津、止渴；可解鱼蟹之毒。

【附注】别名“青果”“白榄”。另有同属植物乌榄核果成熟时紫色，羽状复叶小叶 15 ~ 21，原产于我国南部和越南。其果涩不宜生食，用于制作凉果或榄角；种子称榄仁，为饼食及菜肴配料佳品。

两面针

【别名】入地金牛、土花椒、满面针、麻药藤。

【来源】芸香科植物两面针的干燥根、叶、果。

【形态特征】常绿木质藤本，高 1 ~ 2 米。茎枝、叶轴背面和小叶两面中脉上部都有钩状皮刺。根黄色，味辛辣。羽状复叶互生，小叶 3 ~ 11，对生，革质，卵形至卵状长圆形，长 4 ~ 11 厘米，宽 2 ~ 6 厘米，有油点，边缘微具波状疏锯齿，基部圆或宽楔形。伞房状圆锥花序腋生，花小，单性；萼片、花瓣、雄蕊及心皮均为 4。蓇葖果紫红色，干时硬而皱，有粗大腺点。种子近球形，黑色光亮。花期 3 ~ 4 月，果期 9 ~ 10 月。

【生境与分布】生于山坡灌丛或疏林中。产广东中部以南各地，广西、福建、台湾等地亦有分布。

【性味功效】性平，味苦、辛；有小毒。行气止痛，活血散瘀，祛风活络。

【附注】以“入地金牛”之名始载于《本草求原》。《中华人民共和国药典》1977 年版、2000 年版和 2005 年版均收录，称“两面针”，为岭南常用草药，是“三九胃泰”的主要成分之一。

参考文献

[1] 广州部队后勤部卫生部 . 常见中草药手册 . 北京：人民卫生出版社，1969.

[2] 广西壮族自治区革委会卫管站 . 广西中草药 . 南宁：广西人民出版社，1970.

[3] 湖南中医学院 . 湖南农村常用中草药手册 . 长沙：湖南人民出版社，1970.

[4] 中国科学院华南植物研究所 . 广东药用植物手册 . 广州：广东人民出版社，1982.

[5] 广西壮族自治区中医药研究所 . 广西药用植物录 . 南宁：广西人民出版社，1984.

[6] 吴修仁 . 广东药用植物简编 . 广州：广东高等教育出版社，1985.

[7] 郑汉臣 . 中国食用本草 . 上海：上海辞书出版社，2003.

[8] 王永炎，严世芸 . 实用中医内科学 . 上海：上海科技出版社，2010.

[9] 萧步丹 . 岭南采药录 . 广州：广东科技出版社，2018.

[10] 马骥 . 岭南药用植物图志 . 广州：广东科技出版社，2018.

[11] 邓中甲 . 方剂学 . 北京：中国中医药出版社，2021.

[12] 陈红凤 . 中医外科学 . 北京：中国中医药出版社，2021.